AF468269

DE

L'HOMŒOPATHIE,

NOUVEAU SYSTÈME EN MÉDECINE,

SES AVANTAGES ET SES DANGERS,

PAR

Le Dr Duringe,

Membre de l'Université de Gœttingue ; auteur de *la Monographie de la Goutte*, de *la Monographie du Rhumatisme*, etc.

Paris,

LIBRAIRIE DES SCIENCES MÉDICALES

DE JUST ROUVIER ET E. LE BOUVIER,

RUE DE L'ÉCOLE DE MÉDECINE, N° 8;

ET CHEZ L'AUTEUR, RUE DU 29 JUILLET, N° 10.

1834.

IMPRIMERIE DE BEAULÉ ET JUBIN,
Rue du Monceau Saint-Gervais, N° 8.

Des études sévères sur l'homœopathie, et une longue expérience, m'ont donné la conviction que cette méthode peut être utile à tout médecin, quelque doctrine qu'il professe.

Je ne suis ni partisan absolu, ni un adversaire *quand même* de l'homœopathie; je l'admets comme méthode curative, je la combats *comme doctrine*, comme système.

J'ai médité, comparé les ouvrages d'Hahnemann et de ses disciples, j'ai soumis ses doctrines à une expérimentation consciencieuse; là où j'ai rencontré la vérité, je lui ai rendu hommage; et là où j'ai trouvé le mensonge, l'erreur, la contradiction, je les ai vigoureusement signalés.

Cet ouvrage de peu d'étendue, écrit au milieu de préoccupations nombreuses, mais dont chaque assertion est appuyée de faits, de preuves irréfragables et authentiques, donnera une idée générale et sommaire de cette nouvelle méthode, telle que la professe Hahnemann : j'ai voulu éclairer l'homme de l'art et les gens du monde, préserver les uns et les autres ou d'un dédain immérité pour une découverte qui peut être d'une puissante utilité pour la science, ou d'un engouement aveugle pour des chimères dont la propagation, *si éphémère qu'elle soit,* peut entraîner à des conséquences dangereuses.

J'ai soulevé la question sans avoir la prétention de l'avoir épuisée; je m'estimerai heureux si j'ai pu seulement contribuer à l'édification générale de la science, en rendant hommage à la vérité et en combattant l'erreur.

Prodrome.

L'homme, par son infatigable persévérance, a déjà arraché bien des secrets à la nature. Toujours ardent, toujours insatiable, il s'avance continuellement à la recherche de l'inconnu : mais depuis qu'il est placé sur cette terre, pour *naître, souffrir et mourir*, aucune science, aucun art, ne lui a coûté plus de travaux, plus d'efforts et plus d'étude que la médecine. L'expérience d'un siècle a renversé celle du siècle qui l'a précédé; puis on a repris ce qui avait été abandonné, on en est revenu au premier rudiment de la science; puis on en a été réduit à un désolant aveu d'impuissance; puis on s'est élancé avec plus de ferveur que jamais à la recherche du grand arcane.

Cependant comme la souffrance a toujours besoin de consolation à défaut de remède, et le mal d'adoucissement à défaut de guérison, l'homme de cette science, quand il est parvenu à fermer quelques plaies, à calmer quelques douleurs, continue avec plus de courage sa pénible tâche, interroge le passé, consulte le présent, et attend l'avenir avec une curieuse anxiété, heureux s'il peut découvrir quelque nouveau moyen de soulager les misères humaines.

En Allemagne, l'homœopathie est encore l'objet d'une controverse violente et acharnée; je crois néanmoins que sa marche continue à y être progressive. En France, cette doctrine commence à attirer l'attention de la science; elle est à peine connue des gens du monde. Hahnemann, son fondateur, en a appelé à l'examen et à l'expérience. J'ai répondu à cet appel, et avant de porter un jugement sur son nouveau système, j'ai voulu apprendre et connaître; j'ai agi avec un esprit libre de toute prévention, animé du seul désir d'être utile.

J'ai acquis des convictions consciencieuses, je crois donc pouvoir faire entendre ma voix et appeler à mon aide les amis de la science; la veine est riche, et il y a place pour plus d'un travailleur. S'ils arrivent aux mêmes résultats que moi, ils reconnaîtront que, comme *système universel et général*, l'homœopathie est inadmissible, mais comme *méthode spéciale*, et appliquée à un grand nombre de cas particuliers, je crois qu'elle est appelée à occuper une place importante dans la thérapeutique, et à devenir une source riche et féconde de guérisons radicales.

Je désire ardemment voir d'autres médecins prendre part à ce travail médical; qu'ils fassent comme moi, qu'ils se mettent à l'œuvre, et bientôt nous aurons approfondi cette nouvelle doctrine. Nous séparerons le vrai du faux; bientôt nous aurons dépouillé l'homœopathie de toutes ses erreurs, et nous lui aurons assigné la véritable place qu'elle doit occuper dans la science.

Je fais des vœux pour que la doctrine homœopathique soit accueillie en France avec une sévérité qui n'exclue pas la justice, et non avec cet acharnement haineux dont ailleurs elle a été l'objet, de la part du moins d'un grand nombre de médecins.

On a été plus indulgent pour la doctrine de Brown, qui faisait un si terrible usage des médicamens héroïques; et pour les Broussistes, qui abusent si monstrueusement des saignées.

Le système d'Hahnemann a-t-il jamais produit des résultats aussi désastreux? Quoi de plus inoffensif et de plus inerte que le traitement homœopathique, au dire même de ses adversaires? S'il n'emporte pas toujours la maladie, il n'emporte du moins jamais le malade; et il a le mérite de ne pas faire de mal, là où ni lui ni un autre ne peuvent faire de bien.

Les premiers, au contraire, donnant des explications et des significations différentes, à des expériences et à des observations connues long-temps avant eux, et se basant sur des idées erronées, ont employé des méthodes curatives d'une violence funeste et meurtrière, et c'est en cela qu'ils ont fait tant de mal.

Hahnemann, en suivant pas à pas la nature dans sa déviation de l'ordre normal, en élaborant des idées neuves, a préparé pour les temps à venir une fertile moisson d'expériences inconnues.

D'ailleurs les recherches et les travaux de toute la vie d'un homme ne doivent jamais être traités avec dédain. Il y a trop de lumières parmi les médecins dignes de ce titre, pour repousser l'examen et la discussion des vues et des découvertes neuves et hardies qui peuvent étendre le domaine de l'art. En médecine surtout, il ne faut rejeter ni dédaigner aucun moyen, qu'après s'être bien assuré qu'il n'y a rien d'utile à en retirer; car si le but est unique, les moyens sont multiples; si l'un est plus long, il est quelquefois plus certain ; si l'autre est plus prompt, il est souvent aussi plus dangereux. La brûlure se guérit également ou par le feu ou par le froid ; le tout, c'est de savoir discerner les cas et les circonstances : laissez donc à la science toute liberté de penser, liberté d'essayer, liberté d'exécuter. Que les médecins étudient les effets au pied du lit des malades, et l'étude de l'homœopathie sera intéressante et riche en résultats, surtout pour ceux qui regardent les remèdes *spécifiques* comme des agens principaux de guérison ; car c'est l'arme la plus puissante de l'homœopathie. D'ailleurs, je crois qu'il en est bien peu qui adopteront l'homœopathie comme système universel, et ceux-là, je les plains, car c'est qu'ils trouveraient plus facile et plus commode d'appeler au secours de leur ignorance ou de leur charlatanisme une méthode qui leur épargne l'étude de toutes les autres connaissances indispensables à l'art de guérir, étude qui consume la jeunesse et la vie entière des médecins. Mais celui qui a employé de longues années à des études spéciales et sévères, ne renoncera pas si vite à d'autres méthodes auxquelles il a dû de nombreux succès ; il cherchera et saisira avec avidité toutes les occasions de multiplier ses expériences, d'augmenter ses moyens de guérison, de reculer les limites de la science, d'enrichir enfin le grand art de soulager l'humanité.

Hahnemann.

J'ai eu souvent occasion de voir Hahnemann et de causer avec lui de ses dogmes et de son système : je puis donc faire un portrait à peu près exact de cet homme singulier.

Samuel Hahnemann est aujourd'hui âgé de plus de soixante-dix-neuf ans ; il est né à Meissen en Saxe, le 10 avril 1755 : son père était un pauvre ouvrier porcelainier, hors d'état de suffire aux frais de son éducation; mais les brillantes dispositions que fit paraître le jeune Samuel, décidèrent le chef du collége de cette petite ville à lui faire continuer gratuitement ses études. Il manifesta de bonne heure le plus grand goût pour les sciences naturelles. A l'âge de vingt ans, il se rendit à Leipzig avec vingt écus ; là il poursuivit le cours de ses études, donnant des leçons, et traduisant des ouvrages français, afin de pouvoir suffire à ses besoins. Il fut reçu docteur en médecine le 10 août 1779, à l'université d'Erlangen.

C'est à Leipzig qu'il a fondé et publié sa doctrine homœopathique ; c'est là qu'il se fit à la longue d'ardens prosélytes ; mais sa violence et ses attaques fougueuses contre la médecine pratique lui suscitèrent aussi de nombreux ennemis, et ces derniers furent les plus puissans. S'obstinant, malgré les défenses du gouvernement, à vouloir lui-même préparer et dispenser les médicamens, il fut obligé de quitter Leipzig et de se réfugier à Kœthen, résidence du duc d'Anhalt Kœthen ; c'est là qu'il a continué et continue encore ses travaux, attaquant sans relâche l'allopathie (c'est ainsi qu'Hahnemann appelle toute doctrine autre que la sienne), et prêchant d'une voix infatigable la révolution qu'il prétend opérer en médecine.

Hahnemann est d'une petite stature, mais d'une forte corpulence : il est simple dans sa manière de s'habiller ; de la plus grande sobriété dans ses repas : il ne prend jamais de vin; sa boisson habituelle est de la bière blanche, dont il fait une grande consommation ; il en a toujours à côté de lui un pot immense, avec un verre de cristal d'une hauteur et d'une capacité prodigieuses, et qu'on a toujours soin de lui remplir aussitôt qu'il est vide : sa pipe ne le quitte jamais, il l'a constamment à la bouche ou à la main, dans la chaleur de la discussion il lui arrive fréquemment de la laisser éteindre, alors il a recours à une bougie allumée qui se trouve toujours à sa portée.

Sa physionomie est d'une extrême mobilité, pleine de finesse et d'expression : ses yeux révèlent tout le feu de la jeunesse et des passions : il a le dessus de la tête entièrement chauve; il porte un bonnet de soie noire, d'où s'échappent par derrière quelques mèches de cheveux d'un blanc d'argent : à l'exception de ces deux signes de vieillesse, les années ne paraissent avoir opéré de changement ni dans ses traits, ni dans son esprit; sa figure est brillante de fraîcheur et d'énergie; son corps est sain et vigoureux; tous ses mouvemens sont vifs et impétueux; il jouit d'une mémoire imperturbable, qui lui rappelle, au moment où il en a besoin, les faits les plus minutieux qui se sont passés depuis longues années; son esprit est d'une activité prodigieuse : son langage est abondant, chaleureux, pittoresque; il passe rapidement d'une chose à une autre; aucun sujet ne lui est étranger; mais c'est surtout quand il parle de sa doctrine, de ses persécutions, qu'il s'anime et s'échauffe : sa voix s'élève et devient plus imposante, ses traits exaltés révèlent une émotion extraordinaire, sa figure se couvre de larges gouttes de sueur, il rejette loin de lui son bonnet, et découvre son front large et respectable.

Il ne reste jamais inoccupé, et il se livre encore avec la même ferveur à l'étude et à l'observation des effets morbifiques de chaque médicament: il enregistre avec une scrupuleuse exactitude les faits les plus minimes, les circonstances les plus simples; le travail semble pour lui un besoin. Quarante années d'études et de luttes contre ses adversaires, n'ont épuisé ni son esprit, ni son courage.

Autrefois il se tenait dans la plus grande réserve avec les étrangers qui venaient le visiter ; aujourd'hui il est beaucoup plus communicatif : il me parla avec effusion de cœur, de ses combats, de ses disciples et des progrès qui restent à faire à l'homœopathie.

Il m'entretint longuement du *psora ;* il revint à diverses reprises sur ce sujet. C'est là, selon lui, ce qui a retardé si long-temps le succès de l'homœopathie. Mais enfin, me disait-il, j'ai découvert l'ennemi, je l'ai terrassé ; j'ai écrasé la tête et la queue du monstre : maintenant, que mes disciples s'unissent à ma voix, qu'ils s'avancent sans division, et le grand œuvre de la régénération médicale sera opéré, et il ne restera plus trace des monstrueuses méthodes de guérir qui ont décimé les peuples depuis tant de siècles.

Si l'on veut juger Hahnemann avec impartialité, comme chef et fondateur d'une nouvelle doctrine, d'un nouveau système, tout en blâmant ses erreurs et ses fautes, il faudra rendre hommage à la vaste capacité, au génie dont il a fait preuve; jamais on n'avait poussé plus loin l'étude de la chimie, l'observation des phénomènes thérapeutiques. Hardi dans ses plans, prudent dans leur exécution, il ne s'est jamais détourné un instant du but qu'il voulait atteindre; nul, en certains cas, n'a su lire plus intelligiblement que lui dans l'organisme : il lui restera toujours une belle place dans l'histoire de la science; il lui restera la gloire immortelle d'avoir révélé les vertus spécifiques d'un grand nombre de médicamens, et la susceptibilité éminemment prononcée de l'organisme humain à percevoir leur action spécifique.

Hahnemann a aussi déployé dans l'exposition de sa doctrine et la propagation de ses idées, toutes les qualités et tous les défauts des grands réformateurs; il a porté une main hardie sur tout ce qui existait avant lui; il a voulu saper, renverser, bouleverser toutes les croyances déjà établies; rien n'a trouvé grâce près de lui. Dans toutes ses leçons, ses discussions et ses écrits, il ne néglige aucune occasion de décrier la médecine allopathique; il a recours aux allégations les plus mensongères, il avance hardiment les faits les plus faux pour jeter de l'odieux et du ridicule sur les autres méthodes médicales; il est absolu et tranchant dans l'exposition de ses dogmes, et malgré les nombreux changemens qu'il a été forcé d'introduire successivement dans son système, il n'en proclame pas avec moins de confiance *l'infaillibilité* de sa doctrine, et quoiqu'il ait vu souvent les faits démentir les résultats qu'il avait prédits, parce que la nature ne marche pas toujours comme ses *idées*, rien ne peut l'engager à se montrer plus modéré et plus prudent; il n'en réclame pas moins la foi la plus illimitée en sa doctrine.

Suivant moi, par cette exagération continuelle dans son langage et dans ses écrits, Hahnemann a voulu attirer sur lui l'attention générale; il a voulu attirer les regards du public, persuadé que l'opposition excite plus de curiosité que le sang-froid et le simple raisonnement. Malheureusement il va trop loin; on le voit affecter des formes brusques, employer sans ménagement les expressions les plus grossières. Il appelle fréquemment ses adversaires *des bateleurs, des charlatans éhontés, des bousilleurs, des ânes gradués, des assassins brevetés, des empoisonneurs jurés, des gredins qui ont privilège de faucher et de moissonner l'humanité*, et autres gentillesses semblables. *Avant lui la science n'existait pas; il n'y avait que chaos, erreur, ignorance et imposture; jusqu'alors l'humanité était en coupe réglée;* lui seul fait luire le flambeau de la vérité au milieu de cette nuit de ténèbres : quiconque ne reconnaît pas ses principes, est son adversaire; tous les médecins, de quelque école, à quelque système qu'ils appartiennent, sont des allopathistes, et Dieu sait s'il trouve assez d'ironie, d'injures, de mépris et de haine pour les malheureux allopathistes! S'il avait le pouvoir en main, je crois qu'Hahnemann imposerait l'homœopathie de par le roi, et l'exercice de l'allopathie serait un crime de lèse-majesté. Ne pouvant se donner le plaisir d'une domination tyrannique dans la science, Hahnemann s'est arrangé pour se donner les honneurs de la persécution, et il a parfaitement réussi ; il a été attaqué sans ménagement. Les plus modérés l'ont traité de visionnaire, de charlatan ; les uns ont voulu qu'on l'enfermât comme un fou dangereux, d'autres ont prétendu qu'il n'était pas de bonne foi dans son système, qu'il n'avait jamais eu l'idée de fonder une doctrine, et que ses écrits ne devaient être considérés que comme une ironie poussée à l'extrême sur l'empirisme qui règne maintenant dans la médecine; et, comme il arrive ordinairement, ses ennemis les plus acharnés se sont trouvés et se trouvent encore ceux, ou qui n'ont pas pris la peine d'étudier et d'observer sa doctrine, ou qui n'ont pas même assez de capacité pour la comprendre.

Dès le moment qu'Hahnemann fut persécuté et obligé de fuir Leipzig pour chercher un asile à Kœthen, ses prosélytes parurent devenir plus nombreux, plus fervens ; l'homœopathie fut bientôt représentée comme le symbole de la science affranchie ; la médecine libérale, que la tyrannie et l'ignorance voulaient retenir dans son ancien esclavage, venait enfin de briser les liens qui si long-temps avaient comprimé son élan.

Toutes ces idées fermentèrent rapidement dans les jeunes têtes allemandes, si studieuses, si contemplatives, et cherchant au moins dans la liberté intellectuelle un dédommagement à celle qui manque dans leurs institutions politiques.

L'homœopathie eut bientôt ses fanatiques. Hahnemann fut révéré presque à l'égal d'un Christ ; ses préceptes recueillis religieusement: sa parole est infaillible, disent ses prosélytes; le maître ne se trompe pas ; et si l'expérience ne vient pas confirmer les principes, c'est que la préparation thérapeutique n'a pas été faite homœopathiquement, c'est que le manipulateur n'a pas apporté assez de soin dans la trituration ou le mélange de ses millioniêmes, billioniêmes, décillioniêmes, etc., de grain ou de goutte; et comme chacune de ses préparations exige plus de soixante minutes d'attention et de manipulations minutieuses, quand la prescription n'est pas suivie de succès, il est toujours facile de rejeter la faute sur la préparation.

Hahnemann et l'homœopathie restent intacts et *infaillibles*.

Les disciples d'Hahnemann imitent le maître dans ses violentes attaques contre tout autre système médical ; c'est le même dédain , le même emportement ; ils le copient scrupuleusement dans sa manière de parler et d'écrire, ils imposent aux nouveaux adeptes la plus aveugle confiance dans sa parole; il faut croire et s'abstenir du libre arbitre de son intelligence et de son raisonnement : c'est au prix, disent-ils, de cette aveugle unité dans leurs vues , dans leurs efforts, dans cette rigoureuse observation de la loi homœopathique, qu'ils obtiendront les résultats surprenans qui terrasseront leurs adversaires et frapperont le monde de respect et d'admiration pour l'immortel auteur de cette découverte. C'est alors que la science sera révélée à tout le monde, que les moyens de guérison seront aussi simples que peu dispendieux, que l'humanité sera délivrée de tous les fléaux destructeurs ; l'homœopathie aura triomphé de toutes les maladies; l'homme n'aura plus à redouter que les accidens, et si les peuples s'avancent assez dans les voies progressives de la raison pour renoncer aux abus des collisions à main armée, l'homme pourra atteindre sans maladie une saine et heureuse vieillesse par laquelle il arrivera à une mort sans douleur.

Les homœopathistes ne négligent aucun moyen de publier et de propager leurs idées et leur doctrine. Les feuilles publiques sont remplies du détail des cures merveilleuses obtenues par l'homœopathie ; on répand de nombreux écrits contenant les séduisantes promesses de l'homœopathie.

Le succès devint alors populaire ; toutes les classes de la société s'engouèrent de cette nouvelle médecine. On publia des *catéchismes* pour prôner une hygiène conforme à cette doctrine; on dîna homœopathiquement; il y eut, et il existe encore en Allemagne des tables d'hôte où tous les alimens sont préparés d'après les indications de la nouvelle méthode.

Beaucoup de personnes qui n'avaient pu trouver dans la médecine ordinaire des secours contre leurs maux ou leurs infirmités, saluèrent avec ardeur cette nouvelle étoile polaire. On vit des hommes distingués, étrangers à la science, se mettre à lire les ouvrages traitant de ce nouveau système, et même à pratiquer l'homœopathie, sans se douter que l'étude de la base de l'homœopathie, c'est-à-dire celle de la matière médicale, est une chose très-difficile, je dirai presque impossible ; car sans parler d'une mémoire prodigieuse qu'exige la comparaison entre les médicamens, afin de trouver le remède convenable, la pratique homœopathique nécessite le talent le plus exercé d'observation, un discernement et une puissance de jugement qu'il n'est donné qu'à un petit nombre d'hommes de posséder.

Exposition Abrégée

DE LA DOCTRINE HOMOEOPATHIQUE.

Dans tous les temps la médecine a eu pour principe d'attaquer chaque maladie dans sa racine, et d'en détruire la cause, par cette raison toute logique et toute puissante, que l'effet doit cesser où la cause n'existe plus; et l'on ne doit arriver au traitement direct ou immédiat de la maladie, que lorsque, après en avoir détruit la cause, elle continue d'exister, ou lorsque aucune cause ne peut être découverte, ou enfin lorsque le mal présente un caractère spécifique, périodique ou purement nerveux; dans ce cas le mal est isolé, indépendant de toute influence connue, interne ou externe.

La meilleure méthode curative est donc celle qui, avant tout, recherche et détruit *les causes intérieures et extérieures* qui ont produit le mal, et qui l'entretiennent : c'est ce que l'on peut appeler une cure *radicale*. Avant de détruire *l'excitation*, ou une irritation quelconque, il faut commencer par détruire *la cause excitante*, ou irritante, en se gardant bien de confondre les moyens curatifs de la cause excitante, avec ceux de l'excitation elle-même.

Le caractère distinctif de cette manière de guérir, c'est d'avoir pour base unique, dans l'étude et dans le traitement des maladies, le raisonnement et le jugement ; c'est ce qui lui a fait donner le nom de *médecine rationelle et radicale*.

La médecine rationelle dans son application des moyens combattant *directement* ou immédiatement la maladie, les emploie dans un but différent, suivant les circonstances et les effets du remède : ce sont autant de méthodes qui diffèrent de nom et de moyens. Tantôt elle se sert de remèdes qui tendent à produire et à provoquer dans le sujet affecté une maladie d'une nature *différente*, dont la présence déplace, modifie ou neutralise la maladie principale : c'est la méthode *dérivative, antagonistique, allopathique**, c'est-à-dire, le moyen de guérir par l'influence d'une affection d'une autre sorte; par exemple, les purgatifs, les stimulans cutanés. Tantôt la médecine rationelle emploie des médicamens d'un effet *opposé aux principaux symptômes* de la maladie; elle en atténue les principaux symptômes par des remèdes et des moyens qui produisent des phénomènes entièrement opposés à ces symptômes : c'est la méthode *antipathique, palliative*, sur laquelle se fonde l'axiôme médical *contraria contrariis curantur*, qui combat les brûlures par le froid; l'abondance du sang, par des émissions sanguines. Tantôt la médecine rationelle met en usage des moyens qui produisent un changement, une altération générale du rapport dynamique, soit en excitant ou en déprimant les forces vitales, soit en restaurant ou en appauvrissant les substances matérielles.

* Dont l'étymologie est formée des deux mots grecs ἄλλος, η, ο, un autre, et πάθος, affection; ἀλλοῖος, α, ον, autrement fait, différemment formé.

Enfin, la méthode qui fait l'objet de cet ouvrage, est entièrement opposée aux précédentes; elle consiste à provoquer et produire les symptômes d'une maladie semblable à celle qui fait l'objet de la cure : c'est la méthode *spécifique directe*, sur laquelle se fonde l'axiôme *similia similibus curantur*, appelée par Hahnemann, homœopathie *.

Cette méthode combat la brûlure par la chaleur, la petite vérole par la vaccine; et Hahnemann s'appuyant sur des cures effectuées suivant cette dernière méthode, se livra à une étude spéciale et approfondie de cette partie de la médecine rationelle, et il arriva à se persuader qu'elle seule peut et doit guérir toutes les maladies; que jusqu'alors la science a marché dans l'erreur et les ténèbres.

Dès les premières années de notre siècle, Hahnemann fit paraître plusieurs traités dans

* Également dérivée du grec ὁμός, ή, όν, commun, semblable, uniforme, identique; (mot inusité); ou de ὅμοιος, α, ον, identique, semblable, pareil, de nature ou d'espèce commune; et de πάθος, affection.

lesquels il posa pour principe, que chaque médicament produit dans le corps humain un dérangement, une affection anormale plus ou moins violente, suivant la dose ou l'efficacité du médicament; qu'il n'existe aucune autre manière de guérir les maladies, que de provoquer par l'usage des médicamens une affection artificielle, aussi semblable que possible à l'affection primitive. Il publia à l'appui de ces principes une série d'observations sur les effets et les *résultats des médicamens employés sur l'homme en état de santé*. Il cita à la suite un grand nombre de cures effectuées par les seuls efforts de la nature, conformément à ses principes, c'est-à dire, par le développement d'une maladie semblable à la primitive.

La loi normale, dit-il, ne permet pas que deux maux semblables puissent exister ensemble; or, si à la maladie naturelle vous en ajoutez une artificielle, la première cédera nécessairement la place à la seconde, et la seconde elle-même, c'est-à-dire la maladie artificielle, cessera par la suppression des causes artificielles qui l'auront provoquée;

il y aura guérison ou rétablissement de l'ordre normal dans le corps humain.

Dans un autre ouvrage imprimé en 1805, Hahnemann analyse et décrit les symptômes ou les résultats de l'application de divers médicamens sur l'homme en état de santé; vingt-sept substances médicales seulement avaient fait alors l'objet de ses études et de ses expérimentations.

En 1810, Hahnemann publia son *Organon de la médecine rationelle* (le mot *rationelle* est effacé sur le titre des éditions suivantes,) qui renferme une exposition plus précise et plus explicite de ses principes en pathologie et en thérapeutique; il indique comment on doit procéder dans la préparation des médicamens, en subdivisant par la dilution toutes les substances médicinales ; comment on y retrouve leurs effets les plus énergiques jusque dans les particules d'un millionième de goutte. Pour conclusion il finit par dire que *l'homœopathie est la base de toute médecine, que tout autre système est un attentat contre l'humanité.*

D'aussi présomptueuses assertions, des

attaques aussi inconvenantes contre les travaux de la science, suscitèrent de nombreux ennemis à cette nouvelle doctrine; elle fut attaquée avec amertume, avec dérision. Hahnemann y répondit en 1811, et années suivantes, par la publication de sa *Matière Médicale*, qui contient l'analyse homœopathique d'un grand nombre de médicamens, c'est-à-dire, la description des symptômes produits par l'emploi des médicamens sur l'homme en état de santé, d'après lesquels on doit juger leurs effets dans la maladie.

En 1816, l'homœopathie commenca à attirer l'attention publique. Plusieurs cures heureuses, opérées par cette méthode, firent du bruit. Quelques médecins se déclarèrent partisans de cette doctrine. D'autres, non moins célèbres, sans admettre les conséquences de la méthode d'Hahnemann, en reconnurent l'efficacité et les bons effets dans un grand nombre de cas, et convinrent que l'homœopathie, en subissant des modifications, peut convenir à l'ensemble des moyens de guérison adoptés par la science.

Mais, il faut l'avouer, la plupart des praticiens rejetèrent ce système, attaquèrent même l'auteur avec violence, et allèrent jusqu'à le persécuter, et à le forcer à s'exiler.

Quant à nous, qui avons déclaré ne vouloir apporter dans cette discussion aucun esprit de partialité, nous allons commencer par une exposition aussi succincte que précise, du système d'Hahnemann, rassemblée et prise dans tous les ouvrages qu'il a publiés.

Le plus souvent nous le laisserons parler lui-même.

§. La nature intérieure de la vie de l'homme est un secret que la science n'a pas encore pénétré, et qu'elle n'approfondira probablement jamais ; nul de nous ne peut définir d'une manière précise les phénomènes qui se passent dans l'organisation de l'homme en état de santé, pas plus qu'en état de maladie; car, dans l'un comme dans l'autre cas, cette organisation n'est pas seulement régie par des lois physiques, mais encore par une puissance particulière qui tient au principe *vital,* fondamental de la vie; la maladie est une atteinte portée à la régularité de cet état dynamique, c'est pourquoi les changemens matériels qu'elle (la maladie) produit, ne doivent être considérés que comme quelque chose de secondaire produit par une altération de l'état dynamique; c'est pourquoi les influences morbifiques ne peuvent opérer que d'une manière dynamique aussi.

§. Comme nous ne connaissons pas les changemens intérieurs de l'organisation, produits par la maladie, et qu'ils ne nous apparaissent que comme des discordances dynamiques du caractère vital, c'est-à-dire par des altérations de l'activité et de la sensibilité de l'homme, nous ne pouvons apprécier les maladies que par les symptômes; ce ne sont donc que les symptômes qui doivent être l'objet de la curation. Tout ce que les médecins ont avancé sur les causes premières des maladies, sur les modifications qu'elles subissent, et sur les phénomènes qui se passent dans l'intérieur du corps, toutes les conclusions et conséquences qu'ils ont tirées, ne sont que de vaines conjectures, et des suppositions dénuées de fondement.

§. L'organisme de l'homme est soumis à la loi invariable de l'unité ; il ne peut supporter deux altérations ensemble; donc il ne peut exister qu'une seule maladie dans un corps; s'il s'en produit une seconde, l'une cédera sa place à l'autre; il peut se faire que la nouvelle affection soit impuissante à suspendre l'ancienne; alors, comme il faut toujours que la loi de l'unité soit respectée, il arrivera infailliblement que les deux maladies se fondront ensemble, produiront une seule et nouvelle disposition morbide qui différera des deux premières.

§. La nature et l'action intérieure de chaque maladie sont inconnues; la maladie se révèle et s'exprime par des changemens et altérations des sensations de l'état de santé perceptibles aux sens; ce sont ces manifestations que l'on appelle *symptômes*. La série et l'ensemble des symptômes représentent la maladie dans son cours et tous ses développemens.

Le médecin n'a qu'à explorer les symptômes et étudier de quelle manière ils se succèdent et s'agglomèrent, en un mot, à suivre les phases et les phénomènes extérieurs des maladies. Attaquez et faites disparaître les symptômes, et vous aurez attaqué et détruit la maladie; il y aura état normal, ou ce que vous appelez santé.

Toutes les classifications de maladies, toutes les dénominations sous lesquelles on les désignait, sont absurdes, car il n'est pas une seule maladie qui ressemble à une autre; elles se manifestent avec une telle variété, et de telles modifications, qu'il est inutile de leur donner des noms, à un très-petit nombre d'exceptions près; c'est toujours un dérangement, une altération de l'organisation qui se manifestent par des symptômes de telle ou telle nature.

§. Il ne nous a pas été donné non plus de connaître l'essence des médicamens; nous ne pouvons qu'observer, que consigner leurs effets d'une manière expérimentale ou empirique.

Quel est leur effet général? N'est-ce pas de produire un dérangement, une altération de l'organisation normale, qui se révèlent par des symptômes semblables à ceux des maladies ordinaires? D'où vient que les symptômes que produit l'absorption des médicamens sur l'homme en état de santé, l'expérience a démontré que leur effet sur l'homme en état de maladie est absolument le même, et que chaque médicament se manifeste dans ses effets par une succession de symptômes particuliers. Il n'est aucune espèce de médicament qui porte en lui-même la guérison, il n'effectue celle-ci qu'en excitant une nouvelle maladie; c'est cette propriété *morbifique* des médicamens qui guérit les maladies d'une manière dynamique.

Comme nous avons démontré que toujours une maladie cède la place à une autre, il n'y a donc d'autres moyens d'opérer la guérison que de provoquer une maladie dont vous connaissez rationellement la cause, et qui cessera lorsque la cause elle-même cessera.

L'affection primitive ne peut résister à la présence d'une nouvelle affection qui est produite par l'application des médicamens; et quand la maladie primitive est modifiée ou expulsée par la maladie artificielle, il n'y a plus qu'à faire cesser la maladie artificielle, en cessant d'employer les moyens qui l'ont provoquée : quand l'équilibre et l'ordre sont rétablis dans le concours des deux puissances physique et spirituelle qui font la vitalité, il y a guérison.

§. Il est donc reconnu que les médicamens ne guérissent point, mais qu'ils ont des propriétés morbifiques, à l'influence desquelles doit céder la maladie primitive. Tout médicament produit toujours une affection morbide; si cette affection morbide rencontre une affection primitive, elle ne peut être, par rapport à elle, que d'une nature tout-à-fait *opposée*, ou d'une nature *dissemblable*, ou encore, d'une nature tout-à-fait *semblable*; c'est-à-dire, qu'il ne peut y avoir que trois espèces de traitement : antipathique, allopathique, homœopathique.

§. Il arrive rarement que les moyens allopathiques puissent remplir le but de la guérison, parce que d'après les principes rationels, chaque médicament pourrait être employé indifféremment à la cure de toute maladie. Comme chaque maladie et chaque médicament ont des particularités qui leur sont propres, on arriverait promptement à l'absurde, et l'expérience démontre dès les premiers pas, l'inconséquence d'un pareil système.

Les remèdes antipathiques ne peuvent apporter que des palliatifs au mal, et ne produisent pas de guérison radicale, car ils n'agissent jamais d'une manière directe sur la partie affectée de l'organisme ; la maladie ne subit aucune modification, elle se retire momentanément devant une influence antipathique plus puissante qu'elle ; mais elle ne tarde pas à reparaître plus intense et plus violente qu'auparavant, par la réaction de l'organisme, quand l'action antipathique ne se fait plus sentir.

§. Il s'agit maintenant de rechercher laquelle de ces trois méthodes est la plus sûre, la plus rationelle, la plus conséquente avec les lois physiques.

Consultez l'expérience, et vous verrez qu'elle s'est déclarée pour la méthode homœopathique. Les auteurs anciens et modernes fournissent mille exemples de guérisons homœopathiques, qui se sont opérées fortuitement, indépendamment de la volonté du médecin ; et pour ne citer ici que des preuves bien connues de l'infaillibilité curative, par les affections semblables, quel remède administre-t-on dans les maladies de l'œsophage? la belladonne, qui elle-même produit une affection dans l'œsophage. Quel moyen préservatif avez-vous contre le fléau de la petite-vérole, qui a si long-temps décimé l'espèce humaine? la vaccine, qui produit elle-même une maladie semblable. Quel moyen curatif pourrez-vous employer pour guérir radicalement la syphilis? le mercure, qui produit et développe par lui-même les accidens syphilitiques.

La nature et l'expérience vous ont tracé la voie : il n'y a pas d'autre manière de guérir une maladie quelconque, c'est-à-dire, toute espèce de dérangement dans l'organisation, que d'administrer des médicamens qui produisent *une maladie semblable*, ou, pour mieux dire, qui provoquent *des symptômes tout semblables à ceux que vous voulez faire disparaître.*

§. La méthode curative homœopathique a pour base cette triple loi qui est d'une vérité incontestable :

1° L'organisme vital, soumis aux conséquences invariables de l'unité, ne peut supporter à la fois qu'une seule affection dynamique.

2° Une affection dynamique est toujours expulsée par une affection plus forte, lors même que celle-ci serait d'une nature différente, pourvu qu'elle se manifeste par des symptômes à peu près semblables.

3° L'organisme vital a une susceptibilité d'affection beaucoup moins grande, par la voie des maladies naturelles que par la voie des maladies artificielles.

§. Les médicamens n'ont de propriétés

curatives, que parce qu'ils sont eux-mêmes des causes morbifiques. Pour obtenir une guérison radicale, il faut donc connaître rationellement les effets de chaque médicament : mais vous n'obtiendrez jamais cette connaissance rationelle par l'emploi des médicamens dans l'organisme malade, car les symptômes provoqués par les médicamens seront toujours plus ou moins modifiés par le combat qu'ils ont à livrer à l'affection morbide. Ce n'est que sur un organisme normal que l'on peut étudier avec certitude tous les symptômes morbifiques provoqués et produits par l'emploi de chaque médicament administré dans son état de simplicité et de pureté primitive; et pour que le résultat de l'expérience puisse être satisfaisant et concluant, il faut avoir soin d'éloigner du sujet, pendant tout le temps de l'expérience, toutes les causes extérieures qui pourraient produire une agitation physique ou morale, et par là, déranger l'organisme normal; ce que le médecin a de mieux à faire, c'est de se prendre lui-même pour sujet expérimental.

§. Les médicamens doivent être administrés à de très-petites doses, parce que *ce n'est pas d'après leur poids et à leur mesure que leurs effets peuvent être appréciés;* ils possèdent, au contraire, *une puissance virtuelle, une force essentielle, une influence dynamique* qui ne se révèlent que par une application immédiate dans un état plus épuré, plus spirituel. Les médicamens, dans leur état de nature, sous une forme sensible au toucher, perceptible à la vue, ne sont que des substances inertes, inanimées; leur principe subtil, leur vertu dynamique, pour s'éveiller et se développer, ont besoin d'être soumis à un travail de dilution et de division qui peuvent aller jusqu'à l'infini, et qui, loin d'éteindre ou d'affaiblir la vertu médicale du médicament, ne font que développer et augmenter sa puissance et son énergie.

Les plus petites particules des médicamens agissent puissamment sur le corps humain en état de santé si elles y rencontrent quelque affinité de disposition, et elles agissent encore plus virtuellement dans le corps en état de maladie, car l'organisme affecté jouit d'une très-grande susceptibilité, par rapport aux moyens curatifs qui sont en affinité avec lui.

Il ne faut administrer dans chaque maladie qu'*un seul* médicament à la fois dans son état de pureté, et il n'en sera administré un *second* qu'après que le premier aura complètement terminé son action; car les médicamens possédant une grande richesse de vertus curatives, un seul suffit très-souvent pour faire disparaître plusieurs symptômes morbides, et quelquefois pour les guérir tous.

Tout mélange de médicament avec d'autres médicamens ne peut qu'altérer et neutraliser la vertu particulière de chacun; ce serait également s'éloigner du but, que de s'adjoindre l'usage simultané de tout autre remède. Ainsi, il faut proscrire comme inutile et même dangereux l'emploi des émissions sanguines par sangsues ou par saignées, les ventouses, emplâtres, vésicatoires, sinapismes, bains de pieds, onguens, fomentations, et en général tous les autres remèdes extérieurs.

Tout remède homœopathique a sa *durée de*

temps particulière pour opérer son action et ses effets : la durée de ce temps diffère selon la nature des médicamens ; il en est qui n'ont besoin que de quelques heures pour opérer leur effet ; à d'autres, il faut des jours, des semaines et même des mois ; enfin, tant que l'amélioration progressive continue, c'est que l'action du médicament dure, il faut donc se garder d'administrer une autre dose.

§. Plus un médicament a la propriété de faire naître des symptômes semblables à ceux de telle maladie, c'est-à-dire, plus il est homœopathique, plus il a de puissance et de faculté curatives. L'expérience démontre que la dose d'un remède homœopathique ne peut être portée à une telle réduction qu'elle n'ait encore une influence supérieure à la maladie naturelle (aggravement homœopathique). Toutes les fois que la dose du médicament administré a été capable de provoquer, immédiatement après l'absorption, quelques-uns des symptômes qui lui sont particuliers, quelque légers, quelque imperceptibles que puissent être ces symptômes, il est certain qu'ils auront assez d'énergie pour amener une guérison radicale.

Le remède homœopathique, administré à de trop hautes doses, obtiendra bien une diminution ou suspension de la maladie, mais il ne sera pas suivi d'un résultat aussi prompt, aussi certain, parce qu'il pourra provoquer par son action une complication de symptômes qui, quoique passagers et de peu de durée, mettent obstacle et retard à la guérison.

Pour obtenir des résultats prompts et efficaces, il faut que l'absorption du médicament soit complète, qu'il se répande et s'étende le plus possible, et qu'il séjourne le plus longtemps qu'il pourra, qu'il y ait communication directe avec l'organe affecté, et que l'action du médicament s'opère sans trouble, sans déperdition.

Les médicamens administrés à des doses plus hautes encore, sont au contraire moins efficaces, parce qu'ils causent une perturbation par leur volume, et que surtout la partie la plus spirituelle de leur principe se perd par la transpiration, par les évacuations naturelles ou sanguines, ou même encore par les éruptions cutanées, etc., etc.

§. La vertu médicale de la nature n'existe pas : lorsqu'il arrive que la nature fait quelques efforts pour s'aider elle-même, ces efforts ne sont qu'imparfaits; ils offrent le spectacle d'une lutte douloureuse.

Pour calmer cet état de torture, et amener la guérison, l'intervention du médecin est nécessaire; car, sans cela, la plupart du temps ce cruel combat entre la force du mal et celle de la nature, ne finirait que par la mort, ou bien, si par extraordinaire cette lutte se termine par une heureuse issue, la guérison ne s'obtient qu'aux dépens de l'une ou de plusieurs des parties affectées.

En général, tous les efforts de l'organisme pour s'aider lui-même ne montrent qu'indécision, qu'impuissance et douleur; ce n'est pas cette voie que doit suivre le médecin, ni ce modèle qu'il doit se proposer.

§. Pour favoriser l'effet des médicamens et arriver à la guérison, il est nécessaire d'observer un régime diététique extrêmement rigoureux. Il faut s'abstenir de l'usage des boissons spiritueuses ou même échauffantes, telles que les alkooliques, le café, le thé, etc., etc.

L'alimentation doit être aussi simple que frugale; il importe surtout d'éviter l'usage de plusieurs végétaux qui possèdent en eux-mêmes quelques vertus médicinales. Il faut s'astreindre à un genre de vie plus simple, plus régulier, qui laisse le corps et l'esprit dans un calme et une tranquillité parfaite; la moindre infraction au régime pourrait contrarier l'effet des médicamens et amener des effets tout-à-fait opposés.

L'influence atmosphérique n'est jamais dangereuse; la présence d'un air pur et libre est même nécessaire dans certains cas, nommément dans les maladies aiguës et exanthématiques.

Tel est l'abrégé de la doctrine d'Hahnemann : c'est lui-même qui a parlé; il a établi ses principes, posé ses axiômes, déduit ses conséquences, développé ses moyens thérapeutiques. Voilà *sa doctrine*, telle qu'il l'a enseignée pendant plus de vingt ans, comme *immuable et infaillible*.

Ce n'est qu'en 1828 que le fondateur de la méthode homœopathique est venu confesser au monde savant, qu'il s'est rencontré certaines maladies chroniques où les remèdes homœopathiques, après avoir agi pendant quelque temps d'une manière satisfaisante et décisive, ont cependant fini par devenir impuissans et livrer carrière au mal.

Profondément affligé de cette discordance dans les résultats de son système, le docteur de Kœthen nous apprend qu'il vient de consacrer douze années d'étude, d'expériences et de méditations, à rechercher la cause de cette persistance d'un grand nombre de maladies chroniques et invétérées; et il croit avoir résolu *ce problême insoluble, au grand bénéfice de l'humanité*.

Cette découverte, loin d'ébranler l'*infaillibilité* de l'homœopathie, vient la corroborer d'une nouvelle preuve irréfragable; car, dit Hahnemann, jusqu'alors je n'avais point apprécié *les causes* et les véritables symptômes de ces maladies, et par conséquent le traitement que je leur appliquais n'était point homœopathique. Hahnemann croit à une maladie originelle, qui a une *cause chronique, miasmatique.* Cette maladie se perpétue de génération en génération, et afflige des populations entières. Malgré l'influence du régime le plus salutaire, elle s'accroît et se développe, désolant les individus et les espèces jusqu'à leur mort et leur extinction, à moins qu'elle ne rencontre les obstacles de remèdes *positivement spécifiques.* Il arrive parfois que ce principe morbide, qui est contagieux et essentiellement transmissible, peut sommeiller dans l'intérieur du corps, comprimé par des circonstances extérieures, et combattu par des constitutions robustes; mais à l'occasion du plus léger accident, à la moindre affection occasionelle, il se développe et fait éruption. Je désigne, dit Hahnemann, cette cause chronique et originelle, du nom générique de *psora* (gale), et depuis que j'ai découvert, dit toujours Hahnemann, cette cause et ses symptômes, j'ai réussi à la dompter comme toutes les autres maladies, en lui faisant une application convenable du principe et des remèdes homœopathiques.

Hahnemann prétend donc, d'après tout ce qui précède, avoir découvert le premier les lois de l'organisme vital, dont l'harmonie ou la discordance constitue l'état de santé ou de maladie, qui jusqu'alors avaient échappé aux observations de la science, bien qu'elles se fussent souvent révélées par un grand nombre d'accidens fortuits. Le premier, dit-il, il a reconnu et constaté les qualités morbifiques des médicamens en général, le développement de leur vertu curative par des subdivisions multipliées, enfin, l'influence infaillible des affections semblables, qui ont toujours opéré la guérison radicale des maladies primitives.

Voilà sur quelles bases repose la doctrine que Hahnemann a érigée en système de médecine, et dont toutes les conséquences, selon lui, sont rigoureuses et ne souffrent aucune exception; *il nie la causalité, il nie la faculté curative de la nature; il n'y a pas, se-*

lon lui, de maladies, il n'y a que complexes de symptômes; ce n'est qu'en faisant disparaître les symptômes qu'on guérit les maladies; il n'est pas de remède qui possède des vertus *curatives,* ils ont tous des vertus *morbifiques,* ce n'est que subsidiairement qu'ils amènent la guérison; ce sont les affections morbides provoquées et produites par les médicamens subdivisés à l'infini, qui procurent la guérison lorsqu'elles sont semblables aux maladies primitives. C'est pour cela qu'il a appelé sa doctrine *homœopathique*, et comme il ne reconnaît aux médicamens que des vertus morbifiques, tout autre système, quels que soient le traitement ou les médicamens adoptés, qui ne provoque dans le malade des affections ou symptômes semblables au mal primitif, doit nécessairement provoquer des affections dissemblables ou contraires; c'est pour cela que Hahnemann a compris tous les autres systèmes médicaux sous le nom général de médecine *allopathique*. Hahnemann ne sort pas de ce raisonnement.

PARALLÈLE

ENTRE L'HOMOEOPATHIE ET LA MÉDECINE RATIONELLE, APPELÉE PAR HAHNEMANN ALLOPATHIE.

Nous avons déjà dit que Hahnemann s'obstine à comprendre sous le titre générique d'*allopathie*, toute méthode curative qui n'est pas l'homœopathie dans son exacte application ; car il ne se borne pas à attaquer la méthode opposée à la sienne, l'*antipathie*, fondée sur l'axiôme *contraria contrariis curantur;* il prend toute la médecine à partie.

Quant à moi, qui n'ai adopté aucun système, qui n'ai été le Séide d'aucune méthode exclusive, je n'ai jamais cherché mes principes que dans l'étude des faits, je ne connais qu'un maître, l'expérience; je n'enseigne qu'une doctrine, la doctrine rationelle, dont la base fondamentale est cette expérience faite au chevet du malade, je ne répudie aucune méthode, l'antipathie, l'allopathie, l'homœopathie même, parce qu'il y a du bon à tirer de chacune d'elles, selon les cas et les circonstances.

La médecine *rationelle* est fondée sur la faculté de *raisonner;* elle observe, examine la maladie, elle ne se contente pas d'avoir des résultats matériels, elle recherche quelles causes ont pu les produire, elle veut connaître quels accidens survenus depuis les causes primitives, peuvent en avoir modifié les résultats, elle profite de toutes les circonstances, sans exception, pour sonder la maladie, pour arriver à l'origine de ses causes.

La faculté de raisonner la conduit à la puissance de *juger :* c'est alors seulement qu'elle se décide à *agir* et à adopter le traitement qu'elle a jugé le plus convenable à opérer la guérison.

Hahnemann a bien senti que c'était là son plus redoutable adversaire, bien plus que l'antipathie; c'est à cette doctrine large, féconde, infinie comme la nature, qu'il lui a plu d'attacher l'étroite et mesquine appellation d'allopathie.

L'homœopathie rejette presque tous les fruits de la science péniblement recueillis jusqu'à ce jour, n'agréant que ceux qui pourraient servir son but et ses desseins; pour elle il n'a pas été donné au génie de l'homme de préjuger et de découvrir les causes des maladies; elle n'a pas besoin d'en connaître le siége véritable, leur nature, leur caractère particulier, la complication et le rapport des circonstances accidentelles; elle n'a aucun égard aux causes originelles, aux influences extérieures ou intérieures de la maladie; elle n'a pas besoin de réunir l'ensemble des symptômes accidentels pour s'en faire un tableau général, pour apprécier les phénomènes intérieurs, juger du visible sur l'invisible, et tirer des conclusions rationelles; elle méprise les révélations de la pathologie, les règles et conditions de la physiologie, les exigences de l'anatomie. Pour elle, la science des siècles passés n'existe pas; vainement l'art a cherché à élever un édifice solide corroboré par l'expérience des faits; ce n'est qu'un amas confus d'erreurs amalgamées, qui croulent de toutes parts comme une autre tour de Babel*.

L'homœopathie ne veut reconnaître la maladie que dans les changemens et les altérations perceptibles aux sens; elle rejette les phénomènes des altérations de la matière, pouls, température du corps, teint, physionomie, nature des sécrétions et excrétions; elle n'admet qu'une altération des sensations et de l'activité de la fonctionabilité de l'organisme, mais elle ne cherche pas à en pénétrer le secret : seulement, dit le fondateur de la doctrine homœopathique, j'ai découvert le grand secret de rétablir l'action et l'ordre dans cette machine majestueuse, parce qu'elle est douée d'une puissance dynamique impressionable par l'homœopathie; maintenant, continue-t-il, si vous me demandez la cause rationelle, mathématique de la guérison homœopathique, je vous ré-

* Beaucoup d'homœopathistes reviennent aujourd'hui de leurs erreurs, non-seulement à l'égard de l'importance des causes des maladies, mais encore à l'égard d'autres principes fondamentaux de la doctrine du maître.

pondrai que cela est au-dessus de ma puissance, tout aussi bien que de vous dire la cause de l'organisme de la vie et de la mort; cela est, parce que cela est : voyez l'aiguille aimantée se tourner vers le pôle; elle y tourne, parce qu'elle y tourne : il en est de même des guérisons homœopathiques; il suffit pour guérir une maladie, de bien connaître l'aggrégat des symptômes, et de savoir quel médicament possède les propriétés de produire des symptômes semblables et de l'appliquer. On voit par là, que l'homœopathie est basée sur la *recherche* des symptômes morbides et médicamenteux; elle ne fait que *comparer*, tandis que la médecine rationelle *raisonne*.

L'homœopathie, comme système exclusif, est donc la science ramenée à ses premiers langes; c'est l'omnipotence de l'empirisme; c'est la condamnation de toutes les facultés intellectuelles.

La méthode de guérir par le moyen des semblables n'était pas restée inconnue à la médecine rationelle; elle ne dédaignait pas de l'employer lorsqu'elle croyait devoir agir *directement* sur le siége ou le principe de la maladie : c'est ce qu'elle faisait, et c'est ce qu'elle fait toujours, lorsque, par exemple, après avoir recherché avec un soin minutieux les causes extérieures ou intérieures qui ont pu produire ou qui peuvent entretenir le mal, ces causes lui sont demeurées inconnues, ou bien encore, lorsque le mal, malgré la disparition des causes, persiste et paraît avoir un caractère indépendant ; c'est alors que la médecine regarde la maladie comme spontanée, ne considère principalement que les symptômes, et agit directement sur elle, et rien que sur elle, par une méthode qui consiste à repousser la forme de maladie semblable par des médicamens semblables. C'est ainsi qu'elle guérissait la fièvre intermittente, et autres maladies, par le quinquina; les maladies syphilitiques par le mercure ; et depuis fort long-temps j'emploie l'ipécacuanha dans des affections de l'estomac accompagnées de vomissemens, rien que parce que l'ipécacuanha possède la propriété de causer des nausées et envies de vomir; je pourrais de même citer beaucoup d'autres médicamens que j'emploie dans ma pratique.

Eh bien! voilà tout le secret de la méthode homœopathique, telle qu'Hahnemann prétend l'avoir découverte et créée. Il ne connaît d'autre manière de traiter et de guérir, que la méthode *directe et spécifique;* c'est *une* des branches de la médecine *rationelle* dont il s'est emparé, dont il fait un usage *général*, et qu'il a posée pour base fondamentale de sa doctrine.

Joignez à cela le principe des propriétés morbifiques de *tous* les médicamens, ce qui n'est pas toujours vrai; le développement progressif de leurs vertus essentielles par la division, jusqu'à des proportions infiniment petites, et quelques autres principes moins essentiels, et vous connaîtrez à fond toute la méthode homœopathique.

La médecine rationelle, au contraire, ne demande secours à la méthode directe, immédiate ou spécifique, que lorsque les autres moyens lui ont manqué, lorsque les causes occasionelles et accidentelles ont échappé à son investigation.

La médecine rationelle s'applique à connaître la nature, le genre et l'espèce de la maladie ; elle commence par rechercher les causes primitives ou éloignées, les réactions et les modifications subies par l'organisme ; elle va puiser ses enseignemens jusque dans la *genesis*, la source ou le germe de la maladie; elle considère également par quelles voies, quels accidens, le mal est parvenu à son développement; elle arrive ensuite à l'observation des manifestations extérieures de la maladie, c'est-à-dire, des symptômes ; elle compare leurs caractères les plus ordinaires et les plus remarquables, elle les compare à ceux d'une nature semblable qui se manifestent dans d'autres affections; alors elle forme des classes et des ordres de maladies auxquelles elle essaie d'appliquer les mêmes moyens curatifs, et lorsque l'expérience lui a démontré l'efficacité de ces moyens, elle se formule avec sécurité une méthode commune de traitement pour toute cette classe de maladies, modifiée toutefois suivant les règles de la thérapeutique générale.

L'homœopathie ne fait aucun cas de la nosologie; elle ne reconnaît pas les classifications de maladies, en genre et en espèce, non plus que la distinction des *nominations*, qu'elle regarde comme abusives et dangereuses; (quoique dans les ouvrages de plusieurs homœopathistes elles soient maintenues) pour elle il n'existe pas de différence entre les maladies, ou du moins elle nie la possibilité de la reconnaître; elle n'a d'autre soin que de découvrir les manifestations extérieures, les symptômes, sans aucun égard à la cause ni aux accidens; son diagnostique, et par conséquent sa thérapeutique, n'ont point d'autre base; son plus grand effort va à observer l'ensemble des symptômes de chaque cas de maladie.

Pour elle les maladies n'existent pas, il n'y a que complexes de symptômes, de signes visibles ou perceptibles aux sens, qui indiquent un dérangement, une altération dans l'organisme vital; puis elle ne songe qu'à faire l'application de la grande méthode curative indiquée par la nature, la guérison par les semblables, *similia similibus curantur*.

Le praticien qui suit les principes de la médecine rationelle, quand il a fait une étude approfondie tant des causes que des symptômes particuliers ou généraux de la maladie, quand à l'aide des notions qu'il a puisées dans la science et l'expérience, il est parvenu à reconnaître la nature, l'espèce, le genre de la maladie, ordonne le remède qu'il croit capable de suspendre les causes de la maladie, d'en modifier le caractère et d'en détruire les effets, en un mot, il applique le médicament qu'il juge le plus convenable, soit antipathique, soit allopathique, soit même homœopathique, s'il le croit propre à arriver au but de ses efforts, la guérison.

L'homœopathiste, au contraire, ne recherche que des symptômes morbides ; il s'applique à discerner les signes perceptibles aux sens, et alors, fidèle à sa *maxime unique et invariable* de guérison par les *semblables*, il cherche dans la matière médicale quels médicamens jouissent de la vertu de produire des symptômes semblables.

L'homœopathie revendique une supériorité incontestable sur tous les autres systèmes de médecine ; car elle prétend enseigner une manière unique, invariable de reconnaître les maladies, comme aussi une méthode unique, invariable de guérison ; malheureusement pour l'homœopathie, tout cela est démenti par l'expérience.

Elle ne se vante pas moins, et en cela elle a plus de raison, de la sécurité de sa méthode curative : en effet, on ne peut, du moins dans les cas où elle ne pêche pas par omission, lui contester la bénignité et l'innocence de ses remèdes administrés à des doses subdivisées, et dans des proportions infiniment petites. Elle peut pêcher par impuissance, mais au moins elle ne contrarie jamais la nature ; elle ne produit jamais ces réactions violentes, ces catastrophes aussi promptes qu'imprévues, qu'amène si fréquemment l'usage des remèdes héroïques, des médicamens narcotiques et métalliques qu'emploient souvent les médecins empiriques avec si peu de ménagement.

PHARMACOPÉE HOMŒOPATHIQUE.

Hahnemann a poussé plus loin que qui que ce soit l'étude de tous les effets de la matière thérapeutique; il y a découvert des richesses et des puissances jusqu'alors inconnues; mais il ne peut obtenir ces résultats qu'en prenant une infinité de soins, de précautions, de manipulations inusitées ou négligées par la médecine ordinaire, et il ne faut pas plus s'étonner de la puissance de certains médicamens dilués à l'infini, dus aux découvertes ou aux observations d'Hahnemann, que de la force prodigieuse de la vapeur qui nous est restée si long-temps inconnue, quoiqu'elle fût un objet d'usage continuel.

Hahnemann emploie les médicamens fournis par les trois règnes de la nature; mais il veut être sûr de la simplicité, de la pureté et de la qualité de toutes les substances qu'il met en usage. Il ne se sert généralement que des substances dans leur état primitif, ou du moins qui ont conservé toutes leurs forces et leur vertu.

Il exige que le laboratoire homœopathique soit tenu avec la propreté la plus recherchée, qu'il y règne constamment une température ordinaire, qu'il soit à l'abri de toutes influences ou émanations miasmatiques ou aromatiques, du gaz hydrogène, d'acide sulfurique, de valériane, de camphre, de castoréum, etc., parce que toutes ces émanations, qui ont une grande puissance et une activité particulière, se mélangent et se confondent avec les dilutions que vous préparez, viennent troubler et déranger l'équilibre et la combinaison homœopathique que vous souhaitez : les rayons du soleil ne doivent frapper ni le préparateur, ni les substances en préparation.

On doit être aussi scrupuleux dans le choix des vaisseaux et des récipiens; ils doivent être entièrement neufs, ou du moins n'avoir jamais contenu de substances douées d'une odeur pénétrante. Dans tous les cas et à quelque usage qu'ils puissent avoir servi, ils doivent être soigneusement nétoyés à grands cours d'eau, fortement frottés et exposés à l'action d'une grande chaleur.

On doit préférer les bouchons en liége aux bouchons à l'émeri, excepté pour les acides: les premiers étant plus spongieux et plus comprimables, ferment plus hermétiquement; mais il ne faut jamais faire servir le même bouchon pour des substances de nature différente.

Tous les vaisseaux et ustensiles doivent être en verre, en pierre, en porcelaine ou en corne; il faut éviter de faire usage de mortier de fer, de cornues en cuivre, de spatules en or ou en argent, parce que les émanations métalliques se communiquent avec une grande facilité, et détruisent ou altèrent complètement l'effet des préparations.

On doit apporter également la plus grande précision dans les pesées, parce qu'une erreur d'un demi-grain, ou d'une demi-goutte dans une seule des préparations, suffit pour jeter le désordre dans toute la continuité des préparations, et pour donner des résultats entièrement opposés à ceux que l'on désirait.

Les mortiers de serpentin ont l'inconvénient de n'être pas parfaitement unis dans l'intérieur, et d'offrir de petites cavités qui donnent asile à une certaine quantité de la matière qui échappe ainsi au broiement, et dérange l'équilibre de la préparation.

Les mortiers de verre contiennent de petites bulles qui crèvent sous le pilon, et mêlent à la préparation des parcelles vitreuses, dont la présence dérange également l'effet du médicament.

Le plus sûr est d'employer un mortier de porcelaine, émaillée ou non émaillée, dont l'intérieur sera soigneusement égalisé avec un sable fin.

Hahnemann se sert de trois véhicules ou excipiens; ce sont l'eau, l'esprit de vin et le sucre de lait, parce que ces trois substances sont entièrement dépourvues de propriétés médicinales.

Il se sert d'eau distillée, parce que l'eau

ordinaire est toujours chargée de parties sulfureuses, ferrugineuses ou calcaires, qui ajouteraient une action médicinale étrangère à la préparation.

Il emploie l'eau-de-vie de grain pure, de préférence à l'eau-de-vie tirée de toute autre production, surtout à celle de pommes de terre, laquelle conserve toujours quelque propriété médicinale : elle se distingue de l'eau-de-vie de grain par une saveur plus âpre ; elle devient écumeuse lorsqu'on la frotte entre les mains, et elle exhale une odeur pénétrante. Hahnemann recommande d'employer l'alcool à un degré uniforme ; il se sert habituellement d'alcool à 90°.

Le sucre de lait, tel que le vendent les pharmaciens, est loin d'être dans un état satisfaisant. Pour le reconnaître, il suffit d'en faire dissoudre dans l'eau une petite quantité, à laquelle on ajoute quelques gouttes d'ammoniaque caustique ; le sucre de lait se colorera d'une légère teinte bleue, s'il contient quelques particules métalliques : dans tous les cas il convient toujours de soumettre le sucre de lait aux rayons du soleil ou à la vapeur d'un bain-marie, pour que toute odeur étrangère disparaisse, et qu'il parvienne à un état de siccité parfaite.

Hahnemann recommande d'employer toutes les substances dans toute leur pureté primitive; les plantes indigènes doivent être recueillies dans le temps de leur floraison, et traitées immédiatement.

On commence par les laver à grande eau pour les dégager de toute émanation étrangère; on emploie ordinairement les plantes entières, la fleur, l'herbe et la racine; on les hache en parties très-menues, que l'on pile ensuite dans un mortier. Le jus en est exprimé et mêlé à une quantité égale d'esprit de vin. Au bout de quarante-huit heures, on décante cette liqueur; on rejette les parties fibreuses et albumineuses qui se sont précipitées, et on renferme le liquide (teinture), préalablement mêlé avec partie égale d'esprit de vin, dans un vase hermétiquement bouché, que l'on a soin de placer dans un endroit obscur. De cette manière toutes les vertus médicinales de la plante se conservent sans altération.

Quant aux plantes exotiques, le préparateur homœopathiste doit toujours les employer dans leur état brut, et les soumettre lui-même à la pulvérisation; autrement il ne pourrait éviter la fraude et la falsification commerciales, et il ne serait jamais certain d'avoir les plantes en racine.

On réduit les plantes en poudre, et pour faire perdre toute humidité on soumet cette poudre, soit aux rayons du soleil, soit à la vapeur d'un bain-marie, et on procède comme ci-dessus pour avoir les teintures, ou on les traite comme remèdes antipsoriques.

Quand toutes ces précautions préliminaires ont été prises, pour bien s'assurer de la pureté, de la simplicité, et des vertus des substances que l'on veut mettre en œuvre, Hahnemann ne recommande pas moins de précision pour procéder aux subdivisions qui forment les doses homœopathiques.

Il soutient que loin de diminuer et d'atténuer la force et la puissance des médicamens, en allant jusqu'au décillionième, il ne fait, au contraire, que développer leurs vertus les plus fécondes, qui sont comprimées et amorties dans les liens d'une cohésion grossière ; c'est pourquoi chaque préparation prend le titre *de puissance* millionième, puissance billionième, trillionième, etc., etc.

Quand Hahnemann recommande la trituration pendant trois heures, comme nous le verrons plus loin, de chaque grain d'une substance quelconque, avec trois fois cent grains de sucre de lait (de telle sorte que la manipulation complète d'un médicament que l'on amène au décillionième du grain primitif exige plus de trente heures d'un travail constant et énergique d'un homme robuste), il ne faut pas croire que ce soit une puérilité ; il serait impossible d'obtenir autrement une division égale et un mélange parfait du grain primitif dans les trente préparations successives qu'on lui fait subir. Si l'on essayait de mélanger une goutte d'ipécacuanha dans un tonneau rempli d'eau, il n'y aurait pas de puissance humaine qui pût opérer une subdivision complète de la goutte primitive dans une telle masse d'eau. On a dit à Hahnemann, qu'en jetant une goutte d'un médicament quelconque dans le lac de Genève, la masse du lac devrait offrir des effets médicinaux tout aussi certains qu'une goutte de la trentième préparation qui contient le décillionième. Hahnemann a répondu très-judicieusement qu'il donnerait certainement une puissance homœopathique à toute la masse liquide du lac de Genève, si on voulait lui fournir une machine assez puissante pour opérer une dilution complète dans un pareil volume d'eau.

On emploie pour les préparations, ou dilutions, des topettes de verre, de la contenance de cent cinquante gouttes environ : pour économiser le temps et retenir une mesure plus exacte des gouttes, qui se comptent assez difficilement, toutes les éprouvettes doivent porter la marque de la mesure de cent gouttes; il faut trente topettes pour opérer les dilutions successives jusqu'à la puissance du décillionième.

On met cent gouttes d'esprit de vin dans la première topette, on y jette une goutte de la teinture que l'on veut traiter, on donne deux secousses assez vives ; Hahnemann prescrit encore de faire tourner deux fois la topette sur elle-même avant les secousses ; on obtient ainsi un extrait de la goutte primitive porté à la puissance de 100.

Une goutte de ce liquide jetée dans une seconde topette, contenant cent nouvelles gouttes d'esprit de vin, et agitée de la même manière, donne la même teinture portée à la puissance de dix millièmes.

Une troisième opération donne le millionième; une quatrième donne le dix-millionième, et ainsi de suite jusqu'à la trentième opération, qui donne le décillionième.

Les substances sèches et en poudre se traitent comme nous avons vu plus haut, pour avoir la teinture, mais aussi par le broiement ou la trituration. Les métaux se traitent par la trituration ou la dissolution au moyen des acides, méthode que l'on n'adopte que dans le cas de nécessité absolue, parce qu'elle occasionne toujours de l'oxidation; mais il faut bien se garder d'employer la lime, parce que, outre les parcelles de fer qui restent toujours mélangées à la substance primitive, il est démontré que le frottement d'un métal sur un autre, peut donner à ces deux métaux des vertus médicinales qui suffisent pour détruire l'harmonie homœopathique. Voici la manière qu'Hahnemann recommande d'employer.

On prend un grain de la poudre qui fait l'objet de la manipulation, on la mêle au tiers de cent grains de sucre de lait dans un petit mortier de porcelaine émaillé ou non. On broie ou l'on triture avec force pendant six minutes, et l'on détache avec une spatule d'ivoire ou d'ébène pendant quatre minutes, la matière triturée qui s'est attachée aux parois du mortier, au pilon, et l'on emploie six nouvelles minutes à la piler avec énergie, puis on détache pendant quatre nouvelles minutes.

Alors on ajoute le second tiers de sucre de lait, et on répète cette trituration et ce mélange pendant deux fois six minutes, et deux fois quatre minutes; on en fait autant pour le dernier tiers, de telle sorte que cette opération demande un travail énergique d'une heure.

La seconde atténuation, ou, pour mieux dire, la seconde opération, qui doit donner la puissance de dix millièmes, s'opère de la même manière, c'est-à-dire, en prenant un grain de la poudre obtenue précédemment, marquée de la puissance *cent*, que l'on mêle en trois fois à cent grains de sucre de lait, et que l'on triture et mélange dans le mortier de porcelaine, chaque tiers pendant deux fois six minutes et deux fois quatre minutes, c'est-à-dire, en tout pendant six fois six minutes de trituration énergique avec le pilon, et six fois quatre minutes avec la spatule.

La troisième opération donne le millionième; arrivées à ce degré de millionième, toutes les poudres sont solubles dans l'esprit de vin, et l'on emploie alors uniformément le mode de dilution comme nous avons dit plus haut page 68, avec la différence pourtant que la première dilution doit se faire dans le mélange de cent gouttes d'eau distillée, et autant d'esprit de vin pour arriver aux puissances les plus élevées :

Ainsi,

La 1re dilution ou trituration porte la marque de.	100
La 2me.	10,000
La 3me.	I (million.)
La 4me.	100,I
La 5me.	10,000,I
La 6me.	II (billion.)
La 7me.	100
La 8me.	10,000
La 9me.	III (trillion.)
La 10me.	100
La 11me.	10,000
La 12me.	IV (quatrillion.)
La 13me.	100
La 14me.	10,000
La 15me.	V (quintillion.)
La 16me.	100
La 17me.	10,000
La 18me.	VI (sextillion.)
La 19me.	100
La 20me.	10,000
La 21me.	VII (septillion.)
La 22me.	100
La 23me.	10,000
La 24me.	VIII (octillion.)
La 25me.	100
La 26me.	10,000
La 27me.	IX (nonillion.)
La 28me.	100
La 29me.	10,000
La 30me.	X (décillion.)

Il ne faut pas apporter moins de soins pour conserver les préparations homœopathiques à l'abri de l'influence du soleil, de la chaleur, de l'humidité ou des vapeurs odoriférantes, qui pourraient avoir d'autant plus d'influence sur ces préparations, qu'elles sont arrivées à un plus haut degré de susceptibilité, qui par conséquent sont plus aptes à recevoir les impressions étrangères; l'action solaire suffit, non seulement pour modifier les préparations dans un assez court espace de temps, mais encore pour détruire les vertus médicinales dans un grand nombre de végétaux et de minéraux.

On reconnaît qu'une teinture est devenue acide, en laissant tomber une goutte de ce liquide sur la surface bien unie d'une couche de poudre de carbonate de chaux pure applatie par la pression : si la goutte s'y insinue bien tranquillement, la teinture n'est point encore acide; mais s'il se forme des bulles, la teinture est devenue acide, elle a perdu sa puissance, et on ne peut, par conséquent, plus s'en servir à titre de médicament.

Maintenant Hahnemann recommande

des précautions encore plus scrupuleuses dans la dispensation, c'est-à-dire, dans la manière d'administrer les médicamens homœopathiques; le malade ne doit prendre ni plus ni moins que la dose prescrite, et il faut remarquer qu'il n'existe que très-peu d'individus assez robustes pour supporter la dose d'un grain ou même d'un demi-grain.

Il est assez difficile de diviser, d'une manière exacte, une goutte homœopathique; on y arrive néanmoins en employant de petites dragées de nonpareille, ainsi que fait le docteur Gaspari, dont cent grains absorbent une goutte du liquide; cinquante grains contiendront une demi-goutte, vingt-cinq le quart d'une goutte, un grain enfin la centième partie. Les nonpareilles humectées, sont mêlées assez légèrement à quelques grains de sucre de lait, plus ou moins, suivant la fantaisie du malade; si le malade avait de la répugnance pour la poudre blanche du sucre de lait, on peut y ajouter de la poudre de réglisse ou de cacao, qui en changeront la couleur et le goût sans altérer en rien les vertus médicinales de la préparation.

Les substances très-volatiles, comme le camphre, le musc, l'acide prussique, ne doivent être mêlées à l'excipient, qu'au moment où elles doivent être prises par le malade; sans cette précaution, elles s'évaporeraient entièrement. Hahnemann se sert d'une méthode qui est encore plus sûre que celle du docteur Gaspari. Il fait préparer des globules de sucre et d'amidon de la grosseur d'une graine de pavot; il en faut donc deux cents environ pour peser un grain : il les imbibe avec le bouchon qu'il a humecté en renversant le flacon qui contient la préparation qu'il veut administrer, il mêle ces globules à quelques grains de sucre de lait qu'il fait avaler au malade.

Ces globules ainsi humectés du liquide homœopathique, lorsqu'ils sont gardés avec soin, peuvent conserver leur vertu médicale pendant des années.

AVANTAGES

DE LA

MÉTHODE HOMŒOPATHIQUE.

REMÈDES SPÉCIFIQUES.

J'ai déjà prévenu que j'avais entrepris l'examen de la doctrine homœopathique avec un esprit entièrement dégagé de préventions, bien déterminé à combattre l'erreur, et à reconnaître la vérité.

Je vais développer ici les résultats les plus importans obtenus par cette méthode curative, et les signaler à la science, sans toutefois admettre les conséquences exagérées qu'Hahnemann prétend en tirer.

L'expérience m'a démontré, d'une manière incontestable, ainsi qu'elle a pu le faire à d'autres praticiens, que dans mainte occasion où toute autre méthode curative avait échoué, l'homœopathie obtenait un succès surprenant. Je n'examinerai pas ici quelle part ont pu avoir dans cette efficacité, le régime, les médicamens administrés à des doses infiniment subdivisées ; je constaterai seulement que, selon moi, le succès de cette méthode curative, dans ces circonstances, tenait à l'influence de la similitude des effets produits par les médicamens, avec ceux de la maladie originelle, c'est-à-dire à l'influence de ce que la médecine rationnelle appelle des remèdes *spécifiques*.

De tout temps la médecine rationelle a eu recours à cette méthode; de tout temps elle s'est déterminée à agir *directement* sur le siége de la maladie, lorsque, par exemple, elle ne pouvait parvenir à découvrir les causes qui l'avaient produite, ou lorsqu'après les avoir trouvées elle n'avait pu les détruire, etc. : et c'est ainsi que l'on guérissait beaucoup de maladies, et d'une manière facile à expliquer.

Les remèdes avaient une parfaite homogénéité avec la nature de la maladie ; ils agissaient d'une manière directe sur le siége de cette maladie, développaient avec plus d'énergie les accidens encore inertes et inaperçus, et par la modification ou la violence de la réaction vitale, ils opéraient une guérison souvent prompte et radicale. C'est ainsi que l'on parvenait à combattre avec succès, les fièvres intermittentes, les accidens syphilitiques, les maladies purement nerveuses, etc. ; les remèdes indiqués par l'expérience et adoptés sans distinction par la médecine, pour combattre les affections que nous venons de désigner, étaient et sont encore le quinquina, le mercure, les narcotiques, balsamiques, altérans et autres nervins : tous sont capables de provoquer parfois et de développer en quelque sorte quelques symptômes semblables au mal qui fait l'objet de la crise ; la maladie est sapée dans ses bases, elle termine et complète son action par sa propre réaction, l'éruption se fait jour, et le corps humain est délivré d'une affection étrangère qui le fatiguait et dérangeait la régularité de ses fonctions.

Cet effet est le même pour l'application

de l'iode sur les *glandes*, de l'éponge calcinée sur le *goître*, de l'acide phosphorique et du camphre sur *les organes sexuels*, de la sabine et du seigle ergoté sur l'*utérus*, du baume de copahu et des cubèbes sur l'*urètre*, de la térébenthine et de la cantharide sur les organes *urinaires*, du calomélas sur les glandes *salivaires*, du soufre sur le tube *intestinal*, du sureau sur la peau, du *foie* de soufre sur les organes *respiratoires*, etc.

Tous ces remèdes agissent d'une manière directe et spécifique, produisent évidemment des symptômes en quelque sorte semblables, et amènent généralement une guérison radicale ; c'est le principe *similia similibus curantur ;* c'est là, en un mot, tout le secret de la doctrine d'Hahnemann; mais, au lieu de restreindre cette méthode curative aux cas où, par exemple, les causes de la maladie n'ont pu être ni découvertes ni éloignées, il en fait une application *générale, universelle*, à tous les genres de maladie.

La puissance des remèdes spécifiques est incontestable ; tous les exemples que nous venons de citer le démontrent jusqu'à l'évidence : il est certain que la découverte d'un plus grand nombre de remèdes spécifiques, serait un immense bienfait, un service inappréciable pour l'art, et lui permettrait de combattre avec pleine confiance et efficacité les maux qui affligent l'humanité.

Il faut donc encourager les efforts de l'homœopathie, qui tend à traiter toutes les maladies par des remèdes spécifiques : qu'Hahnemann en découvre de nouveaux dont l'expérience nous prouve les heureux effets, et toute la science les adoptera avec reconnaissance. Quant à moi, je ne balance jamais à employer la méthode *spécifique*, à traiter une maladie *homœopathiquement*, même suivant Hahnemann, toutes les fois que je crois en obtenir, sans suite fâcheuse, un résultat heureux ; mais pour cela je prends pour guide et pour maître, beaucoup plus l'expérience, qu'Hahnemann, et c'est, je crois, ce que doivent faire, et ce que font tous les médecins, surtout ceux qui se sont familiarisés avec l'étude des remèdes spécifiques ; car ils auront fréquemment obtenu d'éclatans succès, là où d'autres ont été malheureux, parce qu'ils ont traité le mal d'après les indications générales de la médecine, sans égard aux rapports particuliers et intimes qui existent entre les remèdes et les organes.

Il n'est pas de médecin qui doive négliger la connaissance des remèdes spécifiques; mais l'étude de la méthode homœopathique lui ouvrira une route encore plus large et plus riche en succès; car *cette méthode est le traitement spécifique* appliqué à un plus grand nombre de cas de maladies.

L'étude de l'homœopathie lui fera faire de grands progrès dans la thérapeutique, et connaître d'une manière plus parfaite la nature et l'essence de chaque médicament, les effets positifs qu'ils produisent sur l'homme en état de santé, et sur l'homme en état de maladie; le rendra scrupuleux dans l'emploi des remèdes et dans la prescription des doses; le rendra plus attentif au diagnostique des symptômes : il prendra l'habitude d'individualiser plus sévèrement les maladies. Quand l'homœopathie ne présenterait que ces avantages, cela suffirait pour en recommander l'étude et en prescrire la pratique modifiée par l'expérience et la raison.

Les remèdes administrés à l'homme en état de santé, produisent souvent, dans les organes qu'ils ont la vertu d'affecter, les mêmes symptômes morbides que les maladies qu'ils sont destinés à guérir; cependant quelques-uns de ces remèdes administrés à l'homme dans cet état de santé, produisent des effets souvent contraires : c'est ainsi que le soufre provoque tantôt la constipation, tantôt la diarrhée, et je l'emploie également à obtenir la guérison de ces deux affections. Hahnemann a donné à ces médicamens le nom de remèdes à effets *alternatifs*.

Si l'on recherche pourquoi les symptômes produits par tels médicamens, ressemblent aux symptômes de telles maladies, on s'apercevra qu'il existe une affinité de rapports entre le médicament et l'organe affecté; effectivement, cet organe a une fonctionabilité, une direction déterminée: par exemple, le foie pour la sécrétion de la bile, les glandes placées à l'intérieur et auprès de la mâchoire, pour la sécrétion de la salive; les organes des reins, pour la sécrétion de l'urine ; le système cutané, pour l'excrétion des matières perspirables ; etc.

L'altération que peut subir l'un ou l'autre de ces organes, ne peut donc avoir pour objet que la fonction *spéciale* dont il est chargé dans la machine humaine; l'influence du remède *spécifique*, en agissant particulièrement sur cet organe, et en opérant sur lui une nouvelle réaction, devra nécessairement le remettre dans son état normal, ce qui explique pourquoi le même médicament qui aura produit la guérison, aurait provoqué, si l'organe eût été en état sain, l'altération qu'il a fait disparaître; car, comme la vertu de son influence est *spécifique*, il a toujours une même action sur cet organe; il produira donc le dérangement ou la guérison, selon que l'organe sera sain ou altéré.

Il est facile de comprendre et de s'expliquer la similitude entre les symptômes de maladies d'organes et les symptômes morbides provoqués dans ces mêmes organes par certains remèdes spécifiques, dans l'homme en état de santé; et l'on ne peut se refuser à reconnaître la vérité du principe fondamental de la doctrine homœopathique : *que les médicamens guérissent les affections et les maladies qui ont une ressemblance aussi frappante que possible avec les affections et les maladies qu'ils sont capables de produire eux-mêmes dans l'homme en état de santé.* Similia similibus curantur.

Assurément Hahnemann ne peut revendiquer la gloire de cette découverte qui de tout temps a été connue et pratiquée par la médecine rationelle; mais il aura le mérite d'avoir laborieusement développé cette partie de la science, de l'avoir saisie plus profondément que personne avant lui, de l'avoir singulièrement modifiée, agrandie, fécondée et enrichie d'une foule de vérités neuves et utiles.

ESSAIS DES HOMOEOPATHISTES SUR LES EFFETS DES MÉDICAMENS ADMINISTRÉS A L'HOMME EN ÉTAT DE SANTÉ.

La vertu de certains remèdes spécifiques était connue et mise en application avant Hahnemann ; mais il est venu, et frappé de l'efficacité de cette méthode curative offerte par la nature, il s'est dit : Toute la médecine est là, il ne faut que fouiller et exploiter cette mine féconde qu'elle indique à nos yeux; et dès lors il s'est livré avec une infatigable persévérance à étudier et à rechercher les vertus *spécifiques de chaque médicament;* son premier soin a été de dégager, de séparer les médicamens de tout mélange comme de toute influence étrangère; ensuite il a compris que, pour découvrir leurs effets purs et leurs vertus curatives dans les cas de maladie, il fallait les administrer *sur l'homme en état de santé,* en observant les symptômes morbides qu'ils provoquent, afin de constater les vertus curatives qu'ils doivent nécessairement avoir dans les maladies présentant des symptômes semblables. Hahnemann n'a pas balancé, c'est sur lui-même qu'il a essayé ces dangereuses expérimentations, et son exemple a été suivi par un grand nombre de ses disciples.

Pour cela seul ils auraient des titres à la reconnaissance publique; pour cela seul ils auraient droit au respect et à la considération;

leurs recherches ont été sincères, courageuses, souvent fertiles en résultats heureux; et quand même ils n'auraient moissonné que l'erreur, ils seraient encore dignes d'estime.

Mais là ne se sont pas bornés leurs travaux ; ils n'ont négligé aucun moyen de déterminer d'une manière positive l'effet essentiel de chaque médicament; ils s'efforcent d'épuiser la série des expérimentations dans toutes les données et dans toutes les circonstances que l'esprit puisse prévoir. Aucune difficulté ne les rebute; ils tâchent de connaître et de constater les effets de chaque médicament, suivant la différence des heures de la journée, avant, après ou pendant les fonctions digestives; suivant les influences de l'exercice ou du repos, de la veille ou du sommeil; suivant celles de l'atmosphère, de la chaleur naturelle ou de la chaleur artificielle; enfin, suivant les diverses dispositions morales.

Voilà ce qu'ont fait Hahnemann et ses prosélytes, avec une infatigable persévérance, une minutieuse attention, souvent avec une imprudente témérité. Sans doute ils ont recueilli et recueillent encore l'erreur avec la vérité; ils sont là, comme partout, exagérés dans leurs prétentions, trop absolus dans leur manière de voir; mais ils ont résolu un grand nombre de problèmes; ils ont fait des découvertes d'un mérite et d'une utilité incontestables.

C'est à nous maintenant à séparer le bon du mauvais; à continuer les expérimentations des homœopathistes, qui sont encore loin d'être achevées, et à faire profiter la science et l'humanité du fruit de ces travaux.

DU MÉLANGE DES MÉDICAMENS.

Hahnemann condamne le mélange de tout médicament, et même l'usage simultané ou trop rapproché de plusieurs médicamens; il est pourtant des cas où lui-même est obligé d'admettre des exceptions, de reconnaître l'influence simultanée de deux médicamens, et d'en ordonner l'usage à la fois.

Quoique tout disposé à reconnaître les avantages d'un traitement *simple* et dégagé de toute influence étrangère, je ne puis cependant en cela, comme en d'autres points de la doctrine homœopathique, admettre toutes les conséquences qu'on pourrait en tirer; car, l'*expérience* démontre que, dans un grand nombre de cas, plusieurs médicamens mêlés ensemble, qui, selon Hahnemann, devraient se neutraliser réciproquement, produisent chacun leur effet et amènent un heureux résultat; cela même arrive pour les remèdes antidotiques, comme le mercure et le soufre dans l'éthiops minéral; la nature elle-même nous fournit la preuve de l'efficacité de certains remèdes composés par la présence d'élémens divers dans beaucoup de ses produits; par exemple, dans les eaux minérales.

Ainsi je pense que, lorsque le cas l'exige, il ne faut pas balancer à employer le mélange de diverses substances; mais il faut alors connaître avec certitude l'effet *particulier* de chacune, et se guider convenablement par les symptômes de la maladie pour le choix des élémens qui doivent composer le médicament à prescrire.

Quant aux remèdes purement spécifiques,

il faut toujours s'abstenir de les mélanger avec d'autres agissant sur les mêmes organes, et même d'en ordonner l'usage simultané; car leur action sur les organes affectés est trop intense, trop violente pour que l'influence d'un autre remède ne vienne pas fatiguer le malade, ou neutraliser l'effet du premier spécifique.

Hors les cas où l'*expérience* a démontré l'*effet salutaire des remèdes composés*, on doit toujours employer le traitement curatif le plus *simplifié*; les compositions thérapeutiques sont généralement ou nuisibles ou inutiles, à l'exception de quelques substances indifférentes, telles que les sirops que l'on emploie seulement pour corriger l'amertume de certains médicamens.

Il n'est pas de bon médecin aujourd'hui qui ne prenne en pitié les formules de la matière thérapeutique employées il y a nombre d'années, où l'on ne croyait à l'efficacité d'une prescription qu'en raison de la multiplicité des élémens qui entraient dans sa composition. Qui de nous n'a entendu parler de cette fameuse thériaque dans laquelle entraient au moins soixante-dix ingrédiens?

Et cependant à voir la plupart des formules employées encore de notre temps, on est obligé de déplorer le peu de progrès qu'a faits la science en cette matière; l'ignorance de l'*art thérapeutique* est encore si grande, que chaque jour je vois prescrire des remèdes composés dont les élémens divers doivent se neutraliser ou produire un effet tout autre que celui qu'on a sans doute voulu obtenir.

On se livre avec ardeur à l'étude de l'anatomie, de l'anatomie pathologique, de la chirurgie; on néglige celle de l'origine, de la nature et la propriété de chaque maladie; on dédaigne trop l'étude des effets spéciaux de chaque médicament; l'on ignore presqu'entièrement quels remèdes sont les plus propres à opérer la guérison, et l'on va à tâtons dans la prescription des remèdes.

Les homœopathistes, à mon avis, ont une grande supériorité sur les autres médecins, en ce que, d'après les principes de l'homœopathie, on ne peut faire usage d'un seul remède sans en connaître, autant que possible, toutes les propriétés et dans toutes les circonstances.

Loin de mépriser leurs travaux, il faut nous hâter d'en profiter ; il faut les suivre et les imiter dans cette vaste carrière des expérimentations thérapeutiques.

Riche de ces nouvelles connaissances, la médecine rationelle marchera d'un pas plus ferme et arrivera plus sûrement et plus promptement au but qu'elle se propose d'atteindre.

ABUS DES MÉDICAMENS.

Des observations nombreuses ont prouvé que la mortalité n'est pas plus grande dans les pays où il n'y a pas de médecins, que dans ceux où affluent les gradués universitaires. Cette remarque prouve-t-elle que la médecine ne puisse rendre aucun service à l'humanité, ou bien ne doit-on pas plutôt reconnaître que le plus grand nombre de praticiens ayant peu étudié la matière thérapeutique, ne se font pas faute de prescrire des médicamens dont ils ignorent complètement les effets, et rendent ainsi le remède plus meurtrier que la maladie ellemême?

Les véritables homœopathistes, à la plupart desquels on ne peut refuser une profonde connaissance des effets les plus variés de chaque substance, mettent au contraire une grande prudence, une sobriété extrême, des précautions infinies dans leurs prescriptions. Ils peuvent toujours prévoir et suivre l'effet de chaque remède; ils ne l'ordonnent que dans la subdivision la plus infinie; ils s'abstiennent de tout mélange; ils épient avec attention les symptômes qu'il développe, et ils n'administrent jamais une seconde dose, tant qu'ils peuvent croire que dure l'action de la première : nous savons déjà que, selon Hahnemann, la durée d'action des médicamens varie depuis une heure jusqu'à quarante, cinquante, soixante jours. Je me suis convaincu, par l'expérience, que l'action de ces petites doses ne pouvait être contestée; j'ai vu les symptômes morbides changer, empirer immédiatement après l'absorption d'un millionième de grain de belladonne, de noix vomique, d'émétique ou autre.

On est sûr, au moins, avec la méthode homœopathique, de ne pas aggraver le mal, et de pouvoir toujours distinguer, pendant le cours du traitement, les symptômes propres de la maladie d'avec ceux qui proviennent du remède employé ; et malheureusement combien de fois n'est-il pas arrivé qu'un médecin, ignorant les effets du remède qu'il a ordonné, a confondu les symptômes du médicament avec ceux de la maladie, et ne pouvant se rendre compte de cette aggravation, a ordonné de nouvelles prescriptions encore plus funestes?

Qui ne connaît les déplorables résultats de l'abus des préparations mercurielles et autres métalliques, de l'inopportunité des émissions sanguines, des vomitifs, des purgatifs, des narcotiques, de l'application de la glace; et en général de tous les stimulans, toniques ou débilitans *inconsidérément* ordonnés? On ne saurait trop s'élever contre ces scandaleux effets des prescriptions médicamenteuses qui ne font qu'augmenter et compliquer les maladies.

L'intention peut être bonne; on se trouve entraîné par le désir d'éloigner des symptômes alarmans, ou de produire un soulagement immédiat à de cruelles douleurs; de fortes doses d'opium et d'abondantes émissions sanguines parviennent à calmer les souffrances du malade; mais à quel prix ce résultat précaire est-il obtenu? Les symptômes éloignés font bientôt place à de plus graves et plus terribles, la douleur survient bientôt plus intense, plus continue; le médecin éperdu n'a d'autre ressource que d'employer des remèdes plus héroïques, qui, pour le plus souvent, emportent le malade.

On ne consulte pas assez la nature dans le traitement des maladies, elle est toujours un excellent guide et un puissant auxiliaire; elle est souvent assez forte pour agir elle-même en faveur de la guérison; il faudrait s'efforcer de ne jamais la contrarier, ou du moins de courir à son aide, *multa scire, pauca facere*. Que de maladies se seraient dissipées par les seuls efforts de la nature et d'un régime salutaire, si un traitement inconsidéré n'était venu aggraver le mal! Il n'est même pas rare de la voir triompher de la violence du mal, en dépit des obstacles que lui oppose un traitement inopportun.

Cette fureur de prescription médicamenteuse est poussée à un tel point qu'il est des médecins qui, sans tenir compte, par exemple, de l'extrême irritabilité, sensibilité, et autres particularités de l'organisme des enfans, ni de l'épuisement des vieillards, les accablent les uns et les autres de remèdes violens qui ont bientôt étouffé le germe vital: chez les premiers ils développent des germes de maladies graves, qui, sans leurs imprudens secours, se fussent dissipés d'eux-mêmes; chez les seconds ils parviennent à rappeler des signes de vitalité plus sensibles, mais ils ne font que les tirer d'une douce léthargie pour leur faire sentir pendant quelque temps encore les aiguillons de la douleur, accélérer le moment fatal, et leur rendre la mort plus cruelle. Je compare ces malheureux à ces lampes mourantes qui s'éteignent plus promptement si l'on cherche à en tirer une lumière plus vive pendant quelques instans.

Les plus légers symptômes de malaise et d'inquiétude qui arrachent des cris à l'enfant, et qui ne tiennent le plus souvent qu'aux dérangemens qui trouvent leurs causes dans les particularités de leur organisme, sont pour certains médecins des symptômes de maladies les plus graves; ils y voient des inflammations, des gastrites, des entérites, des fièvres cérébrales contre lesquelles ils déploient toutes les armes de leur arsenal thérapeutique : saignées, sangsues, fomentations glacées, vésicatoires, sétons, potions opiacées, etc.; quelles maladies médicinales ne doit pas occasioner l'inopportunité de ces prescriptions? On ne redoute ni ces infractions barbares, si contraires aux voies indiquées par la nature, ni les suites de ces violens moyens, mais on s'effraie de l'effet de quelques grains de calomélas ou autre médicament si efficace dans les maladies des enfans.

J'ai vu récemment un enfant de trente

mois qui, pour une légère irritation catarrhale, fut traité pour le croup; le médecin avait ordonné une application de vingt sangsues; la déperdition de sang fut si abondante, que l'enfant perdit connaissance pendant que les sangsues étaient encore attachées à lui. Lorsque je fus appelé, il était trop tard, tous mes efforts furent vains, je ne pus parvenir à le ramener à la vie. Il est bien certain qu'un médecin homœopathique, même en admettant qu'il eût administré un médicament inopportun, n'aurait pas occasioné une aussi fâcheuse catastrophe : les petites doses auraient certainement sauvé cet enfant.

M. B***, vieillard de quatre-vingts ans, doué d'une constitution robuste et d'une santé vigoureuse, tomba dans un commencement d'hydropisie générale; *ce n'était que la suite de son grand âge et l'épuisement de la nature;* j'étais d'avis que l'art était non-seulement impuissant dans cette occasion, mais encore que le moindre effort qu'il tenterait ne pourrait qu'ébranler et probablement briser beaucoup plus tôt le faible lien qui attachait encore le malade à la vie. Un médecin appelé en consultation, persuada à la famille qu'il y avait encore espoir d'opérer une guérison, et dès-lors il prit la direction du traitement. Dans l'espace de deux jours, il appliqua au patient quatre vésicatoires qui lui causèrent d'atroces souffrances, et l'emportèrent après quarante-huit heures de la plus douloureuse agonie.

Voilà presque toujours les résultats d'un traitement symptômatique et empirique où les médicamens sont administrés sans aucune espèce de discernement.

Renonçons donc à tous ces remèdes composés, à ces violentes prescriptions, unique ressource du charlatanisme et de l'ignorance.

Je sais bien que la méthode homœopathique, ou toute autre qui s'en rapprochera par sa simplicité et son unité, fera jeter les hauts-cris à la troupe des empiriques et des débitans de drogues qui voient avec inquiétude, dans ce progrès de la science, une atteinte portée à leur industrie; animés par un sordide intérêt, ils ne craignent pas de déshonorer la noble profession qu'ils exercent en s'entendant pour la prescription et le débit d'ordonnances aussi absurdes que dispendieuses. Périsse plutôt l'humanité que la coupable industrie dont ils partagent les bénéfices avec une déplorable impunité ; telle est la maxime de ces indignes praticiens toujours prodigues de visites et d'ordonnances pour utiliser leur pacte secret.

En France, hâtons-nous de le dire, sauf le vandalisme de Broussais pour l'effusion du sang, il est rare que l'on surcharge les malades de médicamens ; mais il faut l'avouer aussi, en général *on traite les maladies trop symptômatiquement,* et on n'ordonne que des médicamens inertes ou anodins, souvent plutôt pour amuser le malade et calmer son imagination, pêchant ainsi dans mille occasions par omission ; il est temps de reconnaître l'erreur, et de profiter, entre tant de ressources, des nouvelles découvertes que nous offrent les travaux d'Hahnemann. Que les médecins tirent parti d'une méthode qui exige plus de prudence, plus d'observations, plus de respect pour les lois de la nature, et qui, suivant ma manière de voir, sympathise avec le zèle, à la vérité louable, mais très-souvent impuissant, et la tendance de la plupart des médecins en France, de guérir presque uniquement par la diète et le régime.

Il est incontestable qu'à tout prendre, la méthode d'Hahnemann, même avec ses erreurs, est beaucoup moins funeste et moins meurtrière que celle des empiriques.

Il peut arriver, et il arrive souvent en effet, que l'homœopathie n'empêche pas le mal d'agir et de faire des progrès ; mais, au moins, elle ne l'aggrave pas directement, comme le font très-souvent les mauvais allopathistes. Charlatans pour charlatans, je préférerais toujours un homœopathiste ; s'il n'opère pas le bien, il fera toujours moins de mal ; s'il vous laisse en proie à la maladie, il ne ferme pas au moins la porte aux secours de la nature, et avec elle il y a souvent de la ressource. *In medicinâ multa scire, pauca agere oportet.*

PUISSANCE DES DOSES HOMŒOPATHIQUES.

L'on a agité, et l'on agite encore tous les jours, cette question de savoir si ces atténuations infinies des médicamens par la trituration ou la dilution, peuvent véritablement laisser quelques vertus médicamenteuses à la substance soumise à ces manipulations réitérées. On ne peut dissimuler que l'on rencontre à cet égard beaucoup de demandes, tant de la part des gens du monde que de celle des médecins, surtout parmi ceux qui sont habitués à administrer des médicamens à hautes doses; il sera difficile, je le sais, de leur donner confiance dans la méthode homœopathique, s'ils se refusent absolument de croire à l'efficacité de remèdes épuisés, selon eux, de toutes leurs vertus par de nombreuses dilutions, réduits à l'imperceptibilité, à l'impondérabilité; nous croirions, disent-ils, aussi facilement qu'un fil de soie tiendra plus solidement un vaisseau sur ses ancres qu'un cable de fer.

A cet égard, je répondrai par des faits; l'expérience prouve, d'une manière palpable et irréfragable, que l'on doit trouver des traces matérielles de la présence des substances primitives jusque dans les dernières dilutions.

La chimie, avec ses preuves irrécusables, est là pour le démontrer ; ainsi, faites dissoudre du sel de cuisine dans de l'eau filtrée, dans la proportion de 1 sur 1,000,000 ; ajoutez-y une dissolution de $\frac{1}{16}$ de nitrate d'argent : l'eau se troublera à l'instant même, et révèlera la présence matérielle du sel.

Une dissolution d'iode, dans la proportion de 1 sur 200 et 250,000es, se colore à l'instant même en couleur violacée, si vous ajoutez de l'amidon ; et lorsqu'elle se trouve dans la proportion de 1 sur 350,000es et 450,000es, il suffit de quelques minutes pour que la couleur violette paraisse.

L'acide sulfurique a la propriété de faire blanchir une dissolution dans laquelle se trouve du muriate de baryte affaibli à $\frac{1}{200000}$

Le fer décèle la trace la plus légère de cuivre, même dans une dissolution qui ne contiendrait que $\frac{1}{50000}$ de cuivre ; en trempant dans cette dissolution un morceau de fer poli, il se couvre subitement d'une couche vaporeuse d'un rouge de cuivre.

Il est facile de reconnaître une particule

d'arsenic dans sa dissolution même dans la proportion de 1 sur 200,000 ; il suffit pour cela de faire passer du gaz hydrosulfuré, au moment de son dégagement, à travers le liquide suspect, et l'eau qui un instant auparavant était claire et limpide comme un cristal, prendra une couleur citron pâle ; l'hydrogène sulfuré, au bout de vingt-quatre heures, révélera encore par quelques indices $\frac{1}{400}$ de grain d'arsenic blanc dans la dilution poussée au 300,000e ou même au 400,000e.

Soumettez au contact du nitrate d'argent, une dissolution dans laquelle se trouvera la plus minime particule d'arsenic blanc ; quand la neutralisation de ce dernier se sera opérée par le moyen de l'ammoniaque, il se précipitera un résidu ou sédiment jaune qui passera à la couleur brune en séchant et recevant l'action du jour. On prétend que ce procédé peut révéler jusqu'à $\frac{1}{400000}$ de grain d'arsenic. L'expérience démontre que $\frac{1}{5000}$ de grain d'arsenic ammoniacal, même dans une dilution poussée au 500,000e, se reconnaît par l'épreuve du nitrate d'argent ; au bout de quelques jours, on aperçoit un sédiment légèrement jaune, qui s'épaissit, se formant en flocons d'un brun foncé.

$\frac{1}{5000}$ de grain d'acide arsenical, dans une dissolution d'eau au 500,000e, opère encore une réaction sensible au bout de vingt-quatre heures, lorsqu'on y mêle du sulfate de cuivre ammoniacal.

Un célèbre chimiste reconnaît, au moyen du galvanisme, $\frac{1}{2500}$ de grain d'arsenic dans une dissolution d'eau.

Si on trouve une telle énergie de réaction dans la nature inorganisée, au point que des particules aussi infiniment petites, donnent des signes non équivoques d'une action violente et sensible, lorsqu'ils se trouvent en contact avec des principes *convenables*, pour lesquels ils sont doués d'une assez haute puissance d'attraction et d'affinité; que ne doit-on pas attendre de la susceptibilité de l'organisme humain si riche en facultés multiples et en sensations, dont il est impossible de déterminer les degrés?

Je demanderai au médecin qui a l'habitude de traiter ses malades avec les hautes doses, s'il peut mesurer l'échelle de la susceptibilité de l'organisme humain ; s'il peut dire à quel degré commence, et à quel degré cesse la faculté d'être affecté.

Qui peut déterminer quelle portion d'air est nécessaire pour communiquer une maladie contagieuse d'un pays à un autre? La peste se transmet dans une couverture de laine, après un long intervalle de temps; eh bien! qui peut dire dans quelle partie la peste s'est réfugiée? Et cependant elle existe bien réellement, et elle se révèle bientôt par ses terribles ravages ; mais qui expliquera comment elle se répand, se développe et finit par étendre son hideux linceul sur toute une contrée? Quelle est la quantité de virus hydrophobique nécessaire pour transmettre la rage? Ceux qui nient l'efficacité des doses homœopathiques, oseraient-ils recevoir sur une plaie vive la décillionième parcelle de l'écume d'un chien enragé?

De quelle manière sont produites les maladies les plus dangereuses? Est-ce par une influence matérielle ou dynamique? Qui pourra peser et déterminer combien il faut de vaccin pour produire la pustule variolique? quelle quantité de venin le serpent laisse dans la plaie pour faire périr sa victime en peu d'heures au milieu des plus atroces douleurs?

A Vienne j'ai été surpris instantanément par le typhus pour avoir respiré au moment où je priais un malade de me faire voir sa langue. Eh bien! si des accidens d'une telle gravité sont provoqués par des atômes aussi imperceptibles, aussi impondérables, pourquoi ne pas croire aux effets des doses homœopathiques? Il est certain que cette particule si minime, si atôme qu'elle soit devenue, conserve une vertu médicinale; maintenant c'est à l'expérience à déterminer la puissance et l'opportunité de ses vertus, et la susceptibilité de l'organisme humain en état de maladie; mais, avouons-le hautement, des expériences isolées ne suffisent pas pour constater l'efficacité des dilutions; ces expériences doivent être répétées sur un grand nombre d'individus, et dans des circonstances diverses, pour établir des preuves satisfaisantes ; car, si, comme je l'ai éprouvé moi-même, les remèdes homœopathiques produisent en général de l'effet, il y a aussi nombre de cas dans lesquels je n'ai remarqué aucun résultat après leur emploi.

Avant les essais homœopathiques on ne connaissait et on ne s'occupait que de l'action produite par les fortes doses; Hahnemann est le premier qui ait tenté l'essai des petites, et quoiqu'il lui soit arrivé fréquemment d'exagérer le résultat de ses tentatives, il faut reconnaître, sous le doigt de l'expérience, que les petites doses offrent des effets et des résultats du plus haut intérêt.

Les homœopathistes comparent l'effet des doses infinidécimales, à celui des puissances impondérables, telles que la lumière, la chaleur, le magnétisme, le galvanisme, l'électricité, les affections de l'ame, etc.; cette puissance est incontestée et incontestable, et cependant elle est insaisissable par les sens, indéfinissable au raisonnement. Il en est de même des effets homœopathiques : la main ne peut les saisir, l'œil ne peut les apercevoir, car ils n'appartiennent plus à la matière, ils sont devenus une essence; c'est pour cela que les homœopathistes les ont appelées des *vertus spirituelles, dynamiques.*

Quant à moi, je ne puis tomber d'accord avec eux au sujet de la spiritualité de leurs médicamens; car, ce qui est matière laisse toujours des traces matérielles; une goutte de teinture, soumise aux ultimes dilutions, conserve toujours un poids quelconque, quoiqu'il nous soit impossible de le déterminer; mais on ne peut pas dire qu'elle ne pèse rien, qu'elle s'est dépouillée entièrement des formes grossières de la matière pour passer à l'état sublime de puissance spirituelle; la plus petite partie d'un tout conserve toujours sa qualité primitive : ainsi il subsiste toujours une portion matérielle du médicament qui peut redevenir sensible par la forme, la couleur, la saveur ou l'odeur, si cette partie est soumise à des réactifs *convenables.*

Comment pouvez-vous déterminer les causes du plus ou moins de susceptibilité de certains individus pour quelques substances, si ce n'est en reconnaissant qu'il y a une affinité particulière, un rapport intime entre les effets de ces substances et l'irritabilité de l'organisme de ces personnes ? Je connais une dame qui ne peut entrer dans un magasin de fer sans éprouver une émotion extraordinaire, et qui ressentirait des spasmes si elle persistait à y demeurer.

Une autre dame de mes clientes guérit un grand nombre de petites incommodités dont elle peut être affligée, telles que migraines, palpitations de cœur, syncopes, tremblement de paupières, etc., en prenant une cuillerée d'un grand verre d'eau sucrée, à laquelle elle ajoute une goutte de teinture forte de noix vomique, ou bien en sentant un verre d'eau où elle jette une seule goutte de teinture éthérée de valériane.

Je connais un homme chez qui l'odeur du vinaigre provoque une transpiration abondante. Il est des personnes qui sont douées de la faculté de prévoir, plusieurs jours d'avance, l'approche d'une tempête; quelques autres ne sortent du plus profond évanouissement que par l'odeur d'une plume brûlée; il en est que la fermentation du vin suffit pour enivrer; il est des personnes hystériques qui éprouvent des spasmes par le voisinage d'un chat, quoiqu'il ne frappe pas leur vue.

Quelle est la cause de l'affinité particulière de nos organes pour tel ou tel remède? Nous n'en savons rien.

La chimie donne bien la preuve positive des faits; mais elle est impuissante à en expliquer la cause.

Ainsi, à l'aide des opérations chimiques que nous avons indiquées, nous avons bien retrouvé la présence réelle et matérielle du médicament dans les dernières dilutions homœopathiques, et l'on explique bien par la démonstration, l'affinité et la faculté d'attraction de l'acide sulfurique avec le baryte, la chaux, etc.; mais la cause de cette affinité nous est inconnue. Il en est de même de la cause de l'action spécifique d'un médicament avec tel ou tel organe.

Pourquoi les nombreuses cristallisations ont-elles toutes une forme invariable, et cependant particulière à chacune ? Pourquoi le sel de cuisine se cristallise-t-il toujours en forme cubique, le diamant en forme octaèdre, les cristaux de montagnes en colonnes à six faces? Pourquoi les corps ne nous apparaissent-ils que sous l'état gazeux, aérien, solide ou liquide? Pourquoi tel corps est-il solide et tel autre liquide ? Ou pourquoi jouit-il de la faculté de passer d'un état à un autre? Pourquoi l'eau est-elle solide sous 0°, et non pas l'esprit-de-vin? Pourquoi la soie et la résine sont-elles non-conducteurs de l'électricité? et pourquoi les métaux le sont-ils?

Pourquoi l'argent et le plomb sont-ils précipités par l'acide muriatique de leurs combinaisons solubles ? le fer par l'acide gallique ou l'acide prussique? Pourquoi les sédimens des premiers sont-ils blancs, et les autres sont-ils noirs ou couleur de chair? Pourquoi le soufre, combiné avec le vif argent, forme-t-il un métal rouge ; avec l'arsenic un métal jaune ; avec le fer un métal noir ? Pourquoi les premiers n'attirent-ils point l'humidité, ce que font les derniers?

Toutes ces questions sont insolubles ; la science avec ses combinaisons, avec la puissance des réactifs, découvre ou révèle les faits qui sans elle seraient inconnus; mais là s'arrêtent son pouvoir et sa puissance, il lui est interdit de remonter aux causes ; cela est parce que cela est, parce que tels ou tels corps sont doués de telles ou telles vertus.

Eh bien ! il en est de même de la puissance homœopathique ; le génie d'Hahnemann a su la découvrir comme Galilée a trouvé le mouvement de rotation de la terre, comme Newton la loi de gravitation, comme Watt a découvert la vapeur, etc., ce sont là de grands et beaux titres à la reconnaissance de l'humanité. Seulement cette loi physique n'est pas d'une démonstration aussi facile, aussi générale que celle des combinaisons, parce que le réactif, c'est-à-dire l'organisme humain, est trop variable de sa nature pour donner des résultats constamment uniformes.

Il y a des gens qui ne s'attachent qu'à la matière, et qui ne croient à la vertu des médicamens qu'autant que l'on peut les diviser en onces, gros et grains; ils nient les effets des doses homœopathiques; demandez-leur la cause de leur incrédulité, ils vous répondront : les pharmaciens ne peuvent les peser. Plus d'un médecin athée répond : Je croirai à l'ame quand je l'aurai disséquée sous mon scalpel; le docteur M..... va, dit-on, nous donner ce spectacle curieux, il se propose de recueillir le souffle vital des oiseaux, des chiens, etc., et de nous le montrer nageant, semblable au gaz, par dessus du vif argent et de l'eau. Soumettez donc au scalpel les rayons du soleil qui brûle et torréfie la peau, le souffle du chagrin qui fait tomber les cheveux de la tête, sillonne le front de rides; et cependant nierez-vous le soleil? nierez-vous le chagrin?

Malgré l'immensité de ses travaux, Hahnemann n'a pu encore parvenir, et ne parviendra probablement jamais à établir d'une manière claire et incontestable les effets *positifs* et *constans* des doses homœopathiques, et cela tient à la prétention absurde qu'il a de renverser la science des siècles pour y substituer l'homœopathie comme système exclusif et universel. C'est la source de toutes les contradictions, des exagérations et des inconséquences dans lesquelles il tombe à chaque pas ; c'est ainsi qu'il prétend que *l'odeur seule* des doses homœopathiques suffit pour produire un résultat curatif ; je lis dans son *Organon*, qu'une indigestion peut être facilement guérie au bout de deux heures, rien qu'en sentant une goutte de la dernière dilution de pulsatille !

Et cependant, comment attribuer une telle puissance aux odeurs, quand nous voyons tous les jours dans les pharmacies, les manufactures, les usines, des personnes exposées aux influences actives d'odeurs aussi fortes que variées, sans en éprouver aucuns symptômes fâcheux ?

Quant à ceux qui ne peuvent croire à l'efficacité des médicamens subdivisés par les dilutions homœopathiques, et réduits à des particules aussi infiniment minimes, je les appellerai à l'expérience, et je me bornerai à leur citer quelques-unes des nombreuses cures que j'ai obtenues par les doses homœopathiques.

Si j'étais un partisan quand même de l'homœopathie, peut-être mon témoignage pourrait-il être révoqué en doute : mais la franchise avec laquelle je combats ses erreurs, doit me donner quelque crédit lorsque je proclame les heureux résultats obtenus dans les cas fréquens où j'ai employé cette méthode avec un succès presque surprenant.

Mme P....., jeune femme de vingt ans, à la suite d'impressions morales trop vives, fut attaquée, le cinquième jour de ses couches, d'une fièvre puerpérale tellement grave, que j'ai pu, pendant quinze jours que dura cette fièvre, me convaincre qu'elle ne devait son rétablissement qu'à l'attention et aux soins continuels de l'art. Ce ne fut que très-lentement que cette dame recouvra la santé; mais il lui restait une telle *insomnie* qu'elle passait des nuits entières sans fermer les yeux, ou pouvait à peine goûter quelques minutes de repos : j'essayai divers moyens et remèdes, sans aucun résultat satisfaisant. Désolé de mon peu de succès, je lui fis prendre le soir quatre nonpareilles de la 30e dilution de *belladonne :* cette dame dormit trois heures de suite la même nuit; le lendemain soir, je lui prescrivis la même poudre; elle dormit cinq heures, et depuis sa santé se rétablit parfaitement.

Mme F. de R....., femme âgée, dans un état maladif habituel, amaurotique depuis à peu près un an, était tourmentée depuis cinq à six mois, d'un feu (c'est l'expression dont elle se servit elle-même) dans les entrailles, qui, tous les jours vers le soir, descendait à la plante des pieds, l'obligeait de marcher pendant presque toute la nuit et la privait ainsi de tout repos. Je traite cette dame depuis plusieurs mois; ni la médecine rationnelle, ni les remèdes antipsoriques d'Hahnemann (*sepia, calcaria, silicea, sulphur, baryta, phosphor*, etc.), ne produisirent d'effets, ou du moins aucun qui fût durable. Les remèdes homœopathiques ordinaires *seuls* (*belladonne, noix vomique, pulsatille*), calmèrent les symptômes, et lui procurèrent toutes les nuits quelques heures de sommeil.

Mme And..... éprouva, par suite d'impressions morales, des *anomalies* dans les menstrues, et des souffrances nerveuses de toute nature, surtout dans l'organisme gastrique et utérin. Tous les remèdes, toutes les méthodes curatives de la médecine rationelle, furent inutilement mis en usage, soit pour rétablir la régularité des menstrues, soit pour arrêter les progrès d'un *fluor albus*, soit enfin pour calmer les symptômes de souffrances que la malade éprouvait tantôt dans une partie du corps, tantôt dans une autre, mais dont le siége s'était établi dans les régions cardiaque et abdominale.

J'essayai les remèdes homœopathiques, et je ne fus pas peu surpris d'en voir suivre l'usage presque sur le moment d'une amélioration de tous les symptômes (excepté celui des fleurs blanches), au point qu'au bout de quinze jours à trois semaines cette dame paraissait trouver autant de satisfaction à parler de ses souffrances passées, qu'elle manifestait de chagrin et de douleur d'être forcée d'en faire le récit au moment qu'elle en était tourmentée. Le changement opéré dans son état de santé qui s'est maintenu jusqu'à ce jour, était le résultat des effets des remèdes homœopathiques *de noix vomique, belladonne, bryonia;* dans ce moment je lui administre des remèdes homœopathiques contre les fleurs blanches, lesquelles, depuis plusieurs semaines déjà, sont considérablement diminuées.

M. L..... éprouvait depuis plusieurs jours un *enrouement* et un *catarrhe* qui résistaient à l'usage des moyens ordinaires : bains de pieds sinapisés, sinapismes au bras, boissons mucilagineuses, extrait de jusquiame, sel ammoniaque, soufre doré d'antimoine; je lui prescrivis de prendre matin et soir une poudre de dix nonpareilles de la 30e dilution de *bryonia;* le catarrhe fut promptement guéri, mais l'enrouement paraissant se prolonger, je lui fis prendre deux fois une goutte de la teinture de la 30e dilution de *l'éponge calcinée;* le lendemain de la dernière dose de ce remède, l'enrouement avait entièrement disparu.

Mme C....., d'une forte constitution, mais dont le système nerveux abdominal se trouve, par suite de sa manière de vivre, très-irritable, éprouva, par l'effet de trois nonpareilles humectées de la 30me dilution de *noix vomique*, une révolution dans tout son être si grande et si pénible, que ce n'est qu'avec beaucoup de peine que j'ai pu la décider à prendre une seconde dose moins forte du même médicament; mais des effets presque semblables s'étant fait sentir, elle me pria de ne plus le lui administrer à l'avenir. Cependant, sur mes objections, elle se décida à continuer de se soumettre à la méthode homœopathique, et j'eus la satisfaction, toutes les fois que je lui ordonnai de prendre quelques nonpareilles humectées de la 30me dilution de *bryonia* ou *d'opium* ou de *plomb*, de soulager cette dame du symptôme de *constipation* opiniâtre à laquelle elle était très-sujette.

Une autre dame, très-sensible et très-irritable, sujette également à une *constipation* des plus fortes, n'éprouva aucun effet quand elle eut pris trois poudres, dont deux composées de deux nonpareilles humectées de la 30me dilution de *noix vomique*, et la troisième, d'autant de grains humectés de la même dilution de *bryonia*. Mais lorsque le lendemain, je lui fis prendre dans l'espace de douze heures, deux prises composées chacune de six nonpareilles humectées de la 30me dilution de *noix vomique*, elle ressentit une révolution dans tout le ventre, des coliques, et eut quatre évacuations très-abondantes.

M..... avait éprouvé, par suite d'un refroidissement subit, un violent *point dans le côté* gauche, et la fièvre inflammatoire n'avait pas tardé à se déclarer. Appelé le lendemain du commencement de la maladie, je fis prendre au malade une seule dose d'un grain de sucre de lait humecté de la 30e dilution *d'aconit*, et il fut soulagé presque sur-le-champ.

Le même homme, quelques mois après, ressentit des *nausées*, des *coliques*, des *douleurs de ventre* et de la disposition au *relâchement*; six doses, chacune de vingt nonpareilles humectées de la teinture forte *d'ipécacuanha*, firent disparaître tous les symptômes.

Je fus appelé pour soigner un enfant de dix-huit mois, malade depuis vingt-quatre heures, et qui toussait beaucoup : sa voix, tantôt rauque, tantôt sifflante; les accès de la toux qui devenait de-plus en plus intense et forte, firent craindre le changement de la maladie en *croup*. Dès ce moment je prescrivis à l'enfant toutes les heures, alternativement, tantôt une poudre de quatre nonpareilles de *spongia tosta*, tantôt une de quatre nonpareilles de *calcaria sulphurata*. Tous les symptômes de cette maladie diminuèrent dans la même proportion que l'enfant avait pris les doses, et le lendemain il était à peu près guéri.

Mme de V..... me consulta pour sa fille, laquelle souffrait, par suite de quelques jours de *retard de ses règles*. Je lui conseillai de faire prendre à la jeune personne, soir et matin, pendant trois jours, une poudre humectée d'une goutte de la 30e dilution de *pulsatille*. Le lendemain de la première prise on vint m'annoncer que dans la nuit les règles avaient reparu.

Mme P....., affligée d'une *insomnie* très-grande, fut tourmentée de maux de tête et de *vertiges*, toutes les fois que je lui fis prendre une *goutte* de la dilution au *billionième* et même à *l'octilionième* de *belladonne*. *Quel-*

ques nonpareilles humectées de la 24e ou 30e dilution de belladonne, lui procurèrent généralement plusieurs heures de repos parfait.

Mme Naud.... éprouva un *crachement de sang* avec beaucoup de toux; je lui conseillai la digitale, le sel de nitre, les mucilagineux, les narcotiques; malgré tous ces moyens, et malgré l'observation d'un régime et d'une manière de vivre convenable, l'hémoptysie continua; je lui prescrivis la 8e et la 15e dilution de *bryonia* : l'hémoptysie augmenta sur-le-champ; je lui ordonnai alors de prendre toutes les trois à quatre heures dix nonpareilles humectées de la 30e dilution de *digitale*, et dès ce moment elle éprouva un soulagement notable.

Je prescrivis à une dame tourmentée depuis six jours de symptômes *hystériques*, et n'étant réglée que très-imparfaitement et toujours avec retard, de prendre alternativement une poudre de quelques nonpareilles humectées de la 30e dilution de *belladonne*, et une autre humectée de la même dilution de *pulsatille* : le lendemain, après avoir pris la seconde dose, les règles s'établirent, quinze jours après l'époque où elles avaient eu lieu, et leur durée se prolongea pendant six jours.

Mme H...., âgée de vingt-huit ans, pâle de figure, avait depuis long-temps ses *périodes si fortes*, qu'elles avaient été déclarées par plusieurs médecins être des métrorrhagies. Lorsqu'elle me demanda un avis, je lui conseillai (satisfait que j'étais des résultats heureux que j'avais obtenus de l'homœopathie en pareil cas) de prendre, l'une après l'autre, tantôt une poudre de la 20me dilution de *bryonia*, tantôt une de la 30me dilution de *camomille*; bientôt l'hémorrhagie cessa. Les mêmes médicamens, joints à une dose de dix nonpareilles de la 30me dilution de *sabine*, eurent le même résultat, lorsque environ trois mois après, les règles de cette dame furent si abondantes, qu'elle ne pouvait un instant quitter le lit sans se trouver mal. Un an plus tard elle fut de nouveau affligée d'une perte qui menaça gravement ses jours; les mêmes médicamens que ci-dessus ne réussirent qu'imparfaitement; je fus obligé de les changer, et comme il y avait du danger dans tout délai, je mis en usage le muriate et le carbonate de fer, des injections d'une décoction de tormentille, de chêne, de ratanhia; je fis frictionner le ventre avec des linimens volatils; j'appliquai une éponge imprégnée de liquides styptiques dans le vagin: mais tous ces remèdes eurent très-peu de succès comparativement aux moyens homœopathiques; cette circonstance jointe à celle que la malade n'avait pas de fièvre, qu'elle était très-pâle, maigre, très-irritable et faible, toujours constipée, me décidèrent à essayer d'autres remèdes homœopathiques.

Qui le croirait? une goutte de la teinture forte de *safran* arrêta presque l'hémorrhagie; je continuai ce dernier remède alternativement avec celui de *noix vomique* (cinq nonpareilles de la 30me dilution) et de *belladonne*, et la malade, après cinq semaines de lit, le quitta enfin, et rétablit sa santé entièrement par le séjour de la campagne, par un régime d'alimens faciles à digérer, mais nourrissans.

Je traitai inutilement pendant deux à trois mois par des doses ordinaires de fer, d'aloës, de sabine, une jeune demoiselle de seize ans, affectée de *chlorose avec suppression des menstrues :* fatigué et ennuyé de n'obtenir aucun résultat, je lui prescrivis des poudres homœopathiques de *pulsatille*, et les règles arrêtées depuis huit mois, reparurent au bout de dix jours.

M. P..... fut attaqué, en mars 1830, par suite de fatigues physiques, de frissons, chaleur, toux, soif, très-violent point de côté, léger crachement de sang, etc. ; je lui prescrivis dix nonpareilles de la 30me dilution d'*aconit;* deux prises, à deux heures d'intervalle, suffirent pour permettre au malade de respirer librement et de quitter le lit.

Mademoiselle A...., jeune fille de vingt-un ans, d'une constitution forte, pléthorique, d'un tempérament sanguin, s'exposa le 15 avril 1833, à un fort refroidissement, et le soir du même jour, elle fut saisie d'un sentiment général de maladie et de frissons qui durèrent pendant plusieurs heures, suivis d'une chaleur ardente, de mal de tête, altération, et abattement des membres. — Le lendemain, la chaleur continua toute la journée : il s'y joignit une violente pression sur la poitrine, et une toux sèche très-pénible, lesquels symptômes gagnèrent d'heure en heure d'intensité. — On eut recours à mon ministère; je vis la malade le 16, à huit heures du soir, et la trouvai dans l'état que voici : toute la tête douloureuse; visage rouge, chaud; yeux vifs, brillans; lèvres brûlantes, sèches; langue humide, un peu chargée, et sèche au bout; point d'appétit; goût dépravé; soif ardente; pulsation forte des carotides. — Respiration difficile, courte, fréquente; l'haleine chaude; toux fréquente, dure, sèche; expectoration légèrement sanguinolente; la malade ne peut rester couchée que sur le côté gauche; la toux et l'oppression augmentent aussitôt qu'elle essaye de respirer plus profondément. La peau moite, brûlante; urines rares, transparentes, rouges; pouls égal, très-fréquent, plein, fort et dur.

Prescription. Température fraîche de l'appartement; de l'eau fraîche sucrée pour boisson; une *goutte* de la 12e dilution *d'aconit.* A minuit, lorsqu'une diminution dans les symptômes se fit remarquer, répétition de la dilution d'aconit. Le lendemain je trouvai la malade sensiblement mieux, et le troisième jour, lorsqu'elle eut encore pris deux doses d'aconit, elle aurait pu sortir si la prudence ne le lui eût défendu.

M. de C.... souffrait, depuis nombre d'années, et très-souvent, de *maux de tête* vraiment insupportables. Jugeant ces douleurs de nature nerveuse, sachant d'ailleurs que plusieurs remèdes ordinaires avaient été inutilement employés, je lui conseillai de faire usage de remèdes homœopathiques. J'employai, pendant quinze jours, la 30e dilution de *noix vomique;* mais aucun soulagement n'en fut le résultat. Je prescrivis alors de prendre dans des intervalles très-courts, c'est-à-dire toutes les vingt-quatre heures, des poudres homœopathiques de *quinquina,* alternativement avec celles préparées de *belladonne :* voilà trois mois que M. de C.... n'a ressenti aucun retour de ses douleurs de tête.

Dans d'autres cas de *maux de tête,* j'ai souvent fait usage, et avec beaucoup de succès, de la *douce-amère*, *pulsatille*, *carbonate de chaux*, *stramonium*, *rhus*, etc.

Il n'y a pas très long-temps que la sœur de M. de C.... souffrait de *maux de dents violens;* deux doses de *quinquina* et une de *pulsatille* lui firent passer ses douleurs au bout de trois heures.

M. D..., par suite d'*excès dans les boissons* et autres débauches, tomba dans un état *paralytique* presque général : difficulté de parler, vertiges, selles presque nulles, faiblesse avec presqu'impossibilité d'agir du côté gauche du corps; tels étaient les symptômes lorsque le malade vint me demander du secours : une goutte de la *teinture* 3e dilution de *noix vomique*, que je lui fis prendre, dissipa dans vingt-quatre heures tous les symptômes ci-dessus mentionnés; j'ai vu le malade trois à quatre semaines après dans un état de santé parfait.

M. N..... éprouvait une *pression continuelle et douloureuse d'uriner;* tantôt il lâchait une certaine quantité d'eau, tantôt il ne pouvait en rendre que très-peu, puis il lui fut impossible, malgré les douleurs les plus fortes, de rendre une seule goutte. Je fis prendre à ce malade, matin et soir, quinze nonpareilles humectées de la 30me dilution de *pulsatille*, et au bout de trois jours il fut délivré de son incommodité.

M. de B..... fut attaqué subitement d'un violent *spasme de l'estomac (cardialgie)*; une dose de la 30me dilution de *belladonne*, arrêta presque sur-le-champ cette attaque.

Mme la comtesse de C...., sujette depuis long-temps à la *cardialgie* dont les attaques se prolongeaient souvent de deux à quatre heures, depuis qu'elle fait usage, soit dans les momens de l'accès, soit dans les intervalles, des prises homœopathiques de *noix vomique* ou de *belladonne*, éprouve beaucoup moins souvent les violens paroxismes, et lorsque accidentellement ils se font sentir, ils passent quelques momens après que la malade a avalé une prise homœopathique.

M. G......, par suite *d'excès* de vin, de rum, café et autres spiritueux, finit par éprouver des *douleurs d'entrailles* continuelles; elles avaient commencé par n'être que périodiques ; souvent il vomissait, son sommeil était très-pénible et agité, point d'appétit, mauvais goût dans la bouche, surtout le matin. Je le traitai allopathiquement pendant plusieurs mois sans aucun succès, et lorsqu'effrayé par les progrès de la maladie, je fis part de mes inquiétudes au malade, ne pouvant, lui-même, résister aux douleurs qu'il éprouvait, il promit de s'abstenir de toutes liqueurs, de tout spiritueux, et de se soumettre à la diète la plus rigoureuse : je lui prescrivis alors des doses homœopathiques, alternativement de *noix vomique*, de *bryonia*, d'*aconit*, de *camomille*, de *valériane*, de *veratrum*, et trois mois et demi suffirent pour lui rendre sa santé primitive.

M. de M..... éprouvait depuis son enfance, périodiquement, des *coliques* dans la région ombilicale; sur mon conseil, il prit tous les deux jours, le soir en se couchant, trois à quatre nonpareilles humectées de la 30me dilution de coloquinte, et dès ce moment (il y a maintenant plus de deux mois), il n'a plus été atteint de ses anciennes coliques.

Je fus attaqué moi-même, il y a quelques mois, en sortant de dîner, d'un *rhumatisme* dans la jambe et le genou gauche; je ne pouvais non-seulement faire aucun mouvement sans ressentir des douleurs atroces, mais encore la fièvre et une courbature générale me rendirent très-souffrant. A dix heures du soir, j'avalai trente nonpareilles humectées de la 30me dilution de quinquina; à deux heures dans la nuit, je pris une seconde dose de ce même médicament; une heure après, je m'endormis, à la vérité d'un mauvais sommeil, mais le matin la douleur était plus calme; je pris une dose de *bryonia* qui me procura une évacuation au bout d'une heure : le même soir, c'est-à-dire vingt-quatre heures après le commencement de la maladie, j'aurais pu aller à pied plusieurs heures s'il l'eût fallu.

Dans plusieurs cas de *névralgie*, les remèdes homœopathiques, surtout la *noix vomique*, améliorèrent très-sensiblement l'état des patiens.

Un enfant de huit ans, après s'être agité en jouant au grand air, se refroidit et fut pris dans la nuit suivante d'un *mal de gorge* et d'une *inflammation des paupières et des yeux* si intense, que je fus inquiet, étant forcé, par le caractère obstiné de l'enfant, de n'avoir à employer pour le secourir, que quelques prises homœopathiques ; je lui fis prendre la même nuit cinq à six nonpareilles humectées de la 30me dilution de *mercure soluble*, et le lendemain le mal de gorge avait disparu, mais les paupières étaient tellement rouges et contractées, qu'il m'a été impossible de voir les yeux; jugeant cette ophthalmie catarrhale et nerveuse, je lui ordonnai deux prises, chacune de quatre nonpareilles de *pulsatille* de la 30me dilution, à prendre l'une le matin et l'autre le soir, et, le surlendemain, le malade fut entièrement guéri.

Mme L....., par suite d'un remède violent, purgatif, pris chez un charlatan, ressentit quelques jours après, en haut et derrière dans le creux de l'estomac, une sensation douloureuse, tranchante, brûlante, qu'elle supporta pendant plusieurs mois sans demander de secours ; mais lorsque la diarrhée s'y joignit et dura plusieurs semaines, elle me fit appeler : l'appétit avait totalement cessé ; la malade avait de la fièvre, elle me disait qu'elle maigrissait considérablement; elle se croyait enceinte, ses règles n'ayant pas paru depuis deux mois; elle me cacha la circonstance de la purgation du charlatan. Je ne pouvais découvrir ni la cause, ni la véritable nature du mal; je lui prescrivis l'usage des bains entiers, des bains de pieds; je la mis au régime et lui fis prendre matin et soir un quart de grain de rhubarbe afin d'arrêter les progrès de la diarrhée : au bout de quelques jours ce symptôme disparut, mais la sensation de douleur et de brûlure dans le creux de l'estomac continua. Je lui fis mettre quinze sangsues sur l'estomac, et des cataplasmes émolliens et narcotiques; intérieurement, quelques grains de calomélas avec l'extrait de jusquiame : ces moyens furent suivis d'un soulagement, mais qui ne se soutint que pendant quelques jours; nouvelle application de sangsues aux cuisses (car il n'y avait aucun indice de grossesse) et sur l'estomac; des bains de siège, des bains de pieds, continuation de cataplasmes sur la partie souffrante. Huit jours après, déplacement de la douleur sur la région hépatique, sous le sein gauche; crachement de sang pur, sans toux ni oppression ; nul appétit, tout ce qu'elle mangeait restait sur l'estomac; le manger y passait, disait-elle, comme sur un endroit blessé ou une plaie; commencement de fièvre lente, point de sommeil ; elle ne pouvait rester couchée ni sur le côté gauche, ni sur le droit. Je fis une nouvelle application de sangsues, vésicatoire au bras gauche, un second sur le ventre, pilules de ciguë et de calomélas : très-sensible soulagement le lendemain, mais, comme le premier, sans durée. Au bout de huit jours, les anciens symptômes reparurent; il y eut de même amélioration et puis rechûte à chaque nouvelle application de vésicatoire : c'est pour cela que je fis poser à la malade un très-large cautère à la cuisse, et lui recommandai d'observer une rigoureuse diète. Dans le courant de ce long et pénible traitement, je pensais souvent à l'homœopathie; mais mes expériences n'étaient pas alors assez fortes, et n'attiraient pas mon attention comme aujourd'hui. Je désespérai pendant plus d'un mois, de sauver cette jeune et intéressante mère de famille, et je dis à son mari qu'un squirre dans le duodénum s'était probablement formé par suite d'une inflammation chronique survenue par l'effet violent et douloureux de la drogue purgative. Les choses en étant là, la malade ne se trouvant, ni plus mal, ni mieux, je lui parlai de mes cures homœopathiques, et lui prescrivis le même jour six doses, dont trois décillionièmes de *noix vomique*, et trois décillionièmes de *bryonia*, à prendre alternativement, une tous les deux jours; à mon grand étonnement, j'appris que chaque prise avait opéré un soulagement notable, au point que, lorsque je lui fis répéter ces mêmes prises en leur joignant trois décillionièmes *d'opium*, la sensation dans l'estomac disparut entièrement ou ne reparut que rarement, et insensiblement : guérison parfaite, dont une grossesse heureuse fut la suite.

RÉGIME HOMOEOPATHIQUE.

Une des premières conditions de toute cure et de toute guérison homœopathique, est l'observation la plus scrupuleuse d'un régime sévère et rigoureux.

Hahnemann recommande impérieusement d'éviter tout ce qui peut agir d'une manière médicinale, ou même, tout ce qui peut, soit directement soit indirectement, troubler, déranger ou affaiblir l'action des médicamens; l'on conçoit facilement que cette condition est nécessaire pour que des remèdes administrés à des doses si infiniment subdivisées, puissent produire quelqu'effet.

Ainsi il faut s'abstenir des alimens aromatisés, des liqueurs spiritueuses, acides ou même échauffantes, telles que le café, le thé, etc. Tout aliment d'une digestion difficile doit être rejeté; parmi les viandes dont l'usage est permis, il faut éviter de choisir celles qui proviennent d'un animal ou trop jeune, ou trop gras; il faut éloigner de soi toute substance odoriférante; il faut redoubler toutes les précautions hygiéniques de propreté; il faut tenir toutes les facultés physiques dans un parfait équilibre, par un exercice doux et modéré; renouveler fréquemment l'air des habitations pour en chasser l'humidité; s'abstenir de toute émotion violente; éviter toute contention d'esprit et de corps.

Je sais qu'Hahnemann peut mettre de l'exagération, même quelquefois de la contradiction dans la manière dont il impose les précautions hygiéniques à ses malades, mais toujours est-il, que personne ne conteste les heureux effets d'un bon régime dans l'état de santé comme dans celui de maladie; c'est une des vérités les mieux établies et souvent les plus négligées que je connaisse. Dans beaucoup de cas, la diète et le régime sont choses essentielles pour la guérison. Qui ignore que dans la goutte, les hémorrhoïdes, la gravelle, etc., la prescription d'un bon régime non seulement prévient les paroxismes de ces maladies, mais que par là, on se rend souvent maître de la maladie elle-même. On peut même hardiment avancer que, sous le rapport du régime, l'homœopathie a remporté des victoires plus remarquables que celles des médecins qui ne cherchent de secours que dans les remèdes.

Je me suis très-souvent convaincu par moi-même, que l'observation d'un régime diététique très-sévère, est une des conditions essentielles de tout traitement et de la guérison, et qu'il suffit de la plus légère infraction pour neutraliser les effets des remèdes les plus spécifiques : pour ce qui concerne les remèdes homœopathiques, sans adopter toutes les exagérations d'Hahnemann, j'ai de même acquis la preuve, depuis que j'emploie plus souvent qu'autrefois, dans ma pratique, la méthode homœopathique ou spécifique, que le résultat des médicamens prescrits dépend beaucoup, et souvent entièrement, des influences diététiques, et qu'en les négligeant, on s'interdit la plupart du temps tout espoir de succès.

Reconnaissons donc encore à Hahnemann le nouveau mérite d'avoir signalé le premier d'une manière plus précise et plus expresse, et d'avoir constaté, par des expériences, l'importance et le danger des influences étrangères sur l'action des médicamens; cette vérité qui n'était enfouie qu'à quelques pieds de profondeur, sur laquelle marchait la science depuis des siècles, portera ses fruits; car une vérité lancée dans le monde ne se perd plus.

Nous avons déjà fait observer que la diète homœopathique n'était pas ce que la plupart des gens redoutent, c'est-à-dire, la privation de toute nourriture comme beaucoup de personnes le croient. C'est une manière de vivre plus attentive, plus conforme aux dispositions organiques; c'est particulièrement l'abstinence de certains alimens doués de propriétés médicamenteuses qui peuvent ou favoriser les prédispositions morbides des malades, ou détruire et neutraliser l'effet des médicamens homœopathiques. Loin de prescrire la privation de toute nourriture, Hahnemann, au contraire, permet une alimentation assez substantielle, particulièrement dans les maladies de consomption et pour tous les individus dont les forces sont en état de dépérissement. Dans les maladies aiguës, il prescrit une nourriture moins forte.

Il recommande d'écouter volontiers l'instinct des fantaisies du malade, parce que, dit-il, la voix secrète de la nature se révèle toujours dans ces appétits involontaires ; elle ne réclame que ce qui lui est convenable, et s'il peut se rencontrer quelques inconvéniens particuliers, cela se trouve largement compensé par la grande règle homœopathique, et par le profit qu'en retire l'organisation générale.

Quoique je n'aie pas l'habitude de faire mourir mes malades de faim, ni de les contrarier par de ridicules exigences, lorsque leurs désirs et leurs fantaisies n'ont rien de dangereux, cependant, en dépit des prescriptions d'Hahnemann, je n'ai jamais écouté et je n'écouterai jamais un malade qui, au milieu des accès d'une fièvre inflammatoire, demande (cela arrive souvent) à boire du vin et des liqueurs spiritueuses ; je n'écouterais pas plus un enfant gâté, qui demanderait toutes les choses qui peuvent lui être contraires.

Hahnemann permet l'usage du vin aux malades qui le désirent; et cependant d'après son propre aveu, le vin est un agent qui neutralise les effets de plusieurs remèdes homœopathiques à administrer dans la plupart des maladies aiguës. Il permet généralement l'usage du sel ordinaire qui, selon lui, est un remède *des plus violens et des plus héroïques*; il est vrai que d'un autre côté, il reconnaît que le sel ne développe cette haute puissance médicamenteuse que lorsqu'il a passé par les préparations homœopathiques.

Il est impossible de nier l'utilité des recommandations homœopathiques, pour certains alimens et certaines boissons, telles que les viandes d'oie, de canard, de porc, les pâtés, surtout de foie, les poissons gras, les champignons, le fromage, le café, la bière forte, le thé, les liqueurs spiritueuses, les infusions de menthe, de mélisse, de camomille, etc., et un assez grand nombre de légumes, comme le poireau, le persil et les oignons; les aromates, le vinaigre, la moutarde et en général tous les assaisonnemens qui ont une action spécifique incontestable sur quelques-uns de nos organes. J'ai reconnu par expérience, l'influence médicamenteuse de toutes les substances qui peuvent agir très-sensiblement sur la constitution la plus robuste.

Dans les prescriptions diététiques des homœopathistes comme dans tout le reste de leur doctrine, il y a du bon et du mauvais; il faut prendre le bon, et laisser le mauvais. Je plains le médecin qui fait abnégation des études de toute sa vie et de sa propre expérience pour suivre aveuglément la parole d'un homme doué, sans contredit, d'une haute et vive intelligence, mais qu'une passion désordonnée, qu'une exaltation irréfléchie conduisent dans les voies de l'exagération et quelquefois de l'absurde.

FAIBLESSES,

ERREURS, INCONSÉQUENCES, CONTRADICTIONS,

DU SYSTÈME D'HAHNEMANN.

DE LA SYMPTOMATOLOGIE HOMOEOPATHIQUE.

Sans doute Hahnemann a fait de grandes et importantes découvertes ; mais il a tort de s'élever avec tant de violence contre l'allopathie, car c'est à elle qu'il les doit en grande partie : l'ensemble de la médecine rationelle présente une série d'expériences beaucoup plus riches, beaucoup plus curieuses que celles de l'homœopathie, et que toutes les découvertes qu'elle pourra faire de longtemps, si toutefois on parle encore de cette nouvelle médecine comme *système*, ce dont je doute beaucoup.

La gloire et le mérite qui appartiennent en toute propriété à l'auteur de l'homœopathie, ce sont les expériences sur les effets des médicamens qu'il a faites sur l'homme en état de santé ; mais il ne faut pas oublier que sans les expériences antérieures sur l'efficacité des médicamens dans telle ou telle maladie, ni Hahnemann ni ses disciples n'auraient jamais peut-être connu les rapports homœopathiques, et la similitude des symptômes provoqués dans ces maladies par ces médicamens : aussi profitent-ils largement des résultats de la médecine en pratique jusqu'à ce jour, comme il est facile de s'en convaincre en parcourant leurs ouvrages.

Il faut en outre considérer que l'action des médicamens ne se développe pas toujours avec autant de précision et d'énergie dans l'état de santé que dans l'état de maladie, parce qu'elle rencontre dans les organes sains une impassibilité ou une résistance bien autrement caractérisées que dans les organes en état de souffrance ou d'altération. Personne n'ignore, par exemple, que l'effet le plus caractéristique du quinquina résulte non de son emploi sur l'homme en état de santé, mais de celui qu'on en fait dans les fièvres intermittentes et autres maladies périodiques. Ce ne sont pas assurément les expériences de l'homœopathie sur l'homme en état de santé qui ont fait découvrir l'efficacité, par exemple, de l'oxide et du sulfate de zinc, du nitrate d'argent dans l'épilepsie et autres maladies nerveuses convulsives, puisqu'ils ne provoquent aucun symptôme semblable dans un homme bien portant, mais bien l'expérimentation de ces symptômes sur les malades. Il en est de même de beaucoup d'autres médicamens qui seraient inconnus si les observations au chevet du malade n'en avaient pas appris les effets les plus caractéristiques.

La grande difficulté de la méthode homœopathique, c'est de constater, d'une manière bien précise, les véritables symptômes des médicamens administrés à l'homme en santé, et de se reconnaître au milieu de l'innombrable variété des symptômes prescrits par le même médicament; c'est ainsi qu'Hahnemann a constaté 1143 symptômes de quinquina, 1153 de la pulsatille, 1440 de la belladonne, etc. Là se trouve une immense lacune dans laquelle l'homœopathie a déjà jeté quelques jalons, mais qu'elle est loin d'avoir comblée; voilà l'œuvre à laquelle elle devrait se consacrer, parce qu'elle y rendrait de véritables et utiles services ; elle ferait beaucoup mieux d'explorer à fond les routes déjà ouvertes, que de s'efforcer d'en frayer de nouvelles ou de renverser un ouvrage impérissable. J'ignore les progrès que peuvent faire les homœopathistes dans la classification de leurs découvertes; mais jusqu'à présent leur symptômatographie est un labyrinthe dont ne sortiront jamais les hommes qui ne sont pas doués d'un esprit merveilleusement observateur et d'un coup-d'œil assuré.

Quelle multiplicité, par exemple, dans les symptômes des effets des médicamens homœopathiques ! Quelle difficulté offre la distinction de ces symptômes! Chacun est divisé et subdivisé à l'infini, et chaque subdivision exige pourtant un remède particulier.

Comment donc un enfant, un idiot, un homme du peuple, qui peuvent à peine exprimer leurs premiers besoins, qui ne sont sensibles qu'à de vives souffrances sans pouvoir souvent en distinguer le siége et la nature, comment, dis-je, pourront-ils exprimer au médecin l'espèce et le degré de douleurs qu'ils ressentent? Viendront-ils lui dire, si cette douleur est simple, complexe, émoussée, comprimante, tirante, coulante, rongeante, raclante, grattante, tortillante, etc., etc. Comment choisiront-ils l'expression qui peut déterminer précisément à quelle division de remèdes homœopathiques le médecin doit avoir recours pour obtenir la guérison? Et si le médecin veut alors procéder par des interrogations successives, l'expérience ne démontre-t-elle pas qu'il n'obtiendra que des réponses évasives ou hasardées et contradictoires? L'efficacité du remède dépendant uniquement de la justesse dans l'observation et l'appréciation de chaque symptôme, il s'en suit que, dans la plupart des cas, même en admettant la puissance des remèdes homœopathiques, les remèdes seront sans effet.

J'ai aussi vu souvent les homœopathistes commettre d'étranges erreurs en attribuant à l'administration des doses homœopathiques, des effets dont un esprit moins prévenu aurait promptement découvert la raison, soit dans les changemens atmosphériques, soit dans toute autre cause aussi puissante; ceci est d'autant plus important à remarquer, que les mêmes observations peuvent être faites à l'égard des essais sur l'homme en état de santé, et donner, par conséquent, à leurs résultats une valeur très-relative.

Je connais des médecins qui (généralement pour faire parler d'eux), prétendent devoir à l'homœopathie certains succès qu'on reconnaît bientôt, en les examinant de près, avoir été obtenus par des remèdes allopathiques. J'ai vu, d'un autre côté, des personnes qui prétendaient avoir été guéries par l'homœopathie, lorsque j'avais la certitude que d'autres remèdes leur avaient été administrés et que j'avais de fortes raisons de leur attribuer une part presqu'entière dans la guérison.

Les médicamens administrés aux doses

allopathiques, ne développent pas toujours les symptômes que les homœopathistes indiquent dans leur nomenclature des effets des médicamens : ainsi le sublimé devrait toujours provoquer des évacuations douloureuses sanguinolentes, semblables à celles qui se manifestent dans la dyssenterie ; le muriate d'or appliqué localement, par exemple, aux ulcères syphilitiques, devrait également provoquer des symptômes de tristesse, des signes de mélancolie. En traitant les goîtres par l'éponge calcinée, le malade devrait ressentir un violent enrouement, accompagné de quelques symptômes de croup; la jaunisse, d'après Hahnemann, l'un des symptômes les plus frappans de la digitale, devrait se manifester après son usage, etc.

Hé bien, je déclare que je n'ai remarqué ces symptômes que très-rarement. J'emploie généralement le soufre pour traiter les hémorrhoïdes, il ne m'est arrivé que quatre à cinq fois de remarquer des traces d'éruption cutanée. J'eus à traiter un Anglais pour ulcères superficiels dans le nez et au palais ; je lui ordonnai du muriate d'or; il fut parfaitement guéri, et m'avoua que loin d'avoir éprouvé pendant le traitement des dispositions à la tristesse, il ne s'était jamais senti, au contraire, dans une humeur plus joviale et plus gaie.

Certainement le quinquina ou le quinine provoquent généralement des frissons fiévreux chez les enfans et les personnes nerveuses; cependant il m'arrive fréquemment de l'administrer dans les faiblesses excessives, et dans la plupart des maladies chroniques qui ont quelque chose de périodique dans leur cours, et je ne vois pas qu'il détermine des accès de fièvre intermittente. Il y a en général des médicamens et autres substances dans la nature, qui, administrés à l'homme en état de santé, ne présentent aucun symptôme frappant, et qui pourtant offrent de grandes ressources curatives employés à propos sur l'homme en état de maladie. J'obtiens souvent des résultats satisfaisans en employant l'eau de source fraîche, en doses répétées et toujours augmentées, contre les faiblesses d'estomac, les congestions abdominales, etc. ; je calme des crachemens de sang très-violens en faisant prendre de quart d'heure en quart d'heure, une cuillerée à café de sel de cuisine pulvérisé.

Hahnemann ne prend nul souci de combler ces nombreuses lacunes dans la nomenclature des symptômes provoqués par les médicamens chez l'homme en état de santé et chez l'homme en état de maladie ; il en est de cela comme de tant d'autres choses que l'homœopathie laisse inexpliquées ; et il a la prétention d'élever un système inébranlable et indestructible, tout en négligeant de faire une distinction assez sévère entre les effets primaires et les effets secondaires des médicamens ; et ce n'est pas une des moindres difficultés que de savoir les discerner d'un œil sûr, parce qu'il arrive souvent que la différence est peu sensible, et que la nature n'offre aucun moyen d'arriver à ce discernement. Mais quand tout un système est fondé sur la manifestation des symptômes, il faut au moins donner des voies indicatives, pour ne pas commettre d'erreurs.

Que les disciples d'Hahnemann s'appliquent à épurer leur nomenclature des symptômes ; à compléter leurs expériences sur les effets de chaque médicament ; à observer, à vérifier l'exactitude de toutes leurs expériences ; à distinguer les effets particuliers des médicamens, dégagés de toute influence et les effets du remède modifié par les influences atmosphériques ou autres ; qu'ils rejettent tout ce qui est faux et problématique, en un mot, qu'ils complètent la collection des remèdes *spécifiques*, et leur tâche aura été belle : mais ce ne sera ni l'œuvre d'un homme, ni celle d'un siècle, et nous ne sommes peut-être pas appelés à recueillir les beaux effets de l'immense découverte d'Hahnemann ; l'erreur est pour nous ; nos petits neveux profiteront de la vérité.

Hahnemann prétend que l'ensemble des symptômes apparens, perceptibles aux sens, dans chaque cas particulier de maladie, est le seul guide, la seule indication du traitement à adopter ; c'est pourquoi, dit-il, il est absurde de donner des noms aux maladies, et d'appliquer un mode de traitement général pour une classe générale d'affections morbides. Car, continue-t-il, à l'exception d'un très-petit nombre de maladies émanées d'un principe absolu, telles que la peste, la petite vérole, la fièvre scarlatine, qui présentent *toujours* et dans tous les individus les *mêmes* masses d'accidens à leur origine, dans leur développement et dans leur issue, et qui par conséquent peuvent admettre des dénominations et un mode uniforme de traitement, toutes les maladies sont individuelles, etc.

Cet axiôme homœopathique, soumis à la règle de l'expérience des faits, ne soutiendra pas plus l'examen que les autres. Il n'y a pas de médecin qui ignore que chaque maladie est un cas de maladie individuelle, et que, si elles présentent quelques signes homogènes qui peuvent les faire considérer comme ayant quelque rapport entre elles, elles ne sont pas pour cela plus semblables que les grains de sable du rivage de l'Océan; et que, s'il existe des espèces de la même maladie, chacune de ces particularités doit être traitée d'une manière particulière en conformité avec les symptômes qu'elle développe; mais il n'en faut pas moins reconnaître qu'il est indispensable pour distinguer et désigner des groupes de symptômes caractéristiques, de leur donner des noms, de les ranger en formes, classes, etc.

Du reste il est faux de dire qu'un médecin véritablement digne de ce nom, suivra aveuglément la doctrine et les prescriptions d'école dans chaque cas de maladie qui se présentera; il fera toujours la part de la constitution particulière du sujet, des circonstances accessoires, du régime ordinaire, des occupations, des habitudes, des maladies antérieures, etc. Il n'y a qu'un mauvais médecin qui puisse traiter une maladie d'après son nom.

Mais en outre je soutiens que, dans un grand nombre de cas, il serait imprudent et dangereux de s'en rapporter aux *symptômes apparens* que présente une affection morbide; je vais en donner la preuve. Vous êtes appelé auprès d'un malade affecté d'une toux continue; si vous n'aviez égard qu'aux symptômes apparens, sans vous informer des antécédens du malade, qui, par exemple, a pu être tourmenté auparavant d'un crachement de sang, il est évident que vous pourrez appliquer un remède tout contraire. Il en sera de même pour une constipation opiniâtre qui est la suite d'une longue diarrhée; si vous n'avez égard qu'aux symptômes apparens, vous courrez risque de faire reparaître la diarrhée et d'y ajouter tous les caractères de la dyssenterie.

Tous les jours une maladie dégénère, et prend un caractère étrange qui ne laisse presqu'aucune trace de l'affection primitive, et pourtant il est très-souvent d'une condition absolue pour la guérison, de connaître exactement les accidens et circonstances antérieures.

Ainsi je me trouvai un jour appelé auprès d'un homme de quarante ans; il avait une toux sèche et opiniâtre, une fièvre lente, une oppression excessive et continue, une expectoration abondante et purulente, enfin, tous les symptômes d'une phthisie développée; malgré toutes mes questions réitérées, tout ce que je pus apprendre, c'est que depuis long-temps le malade était sujet à un crachement de sang, sans pouvoir faire avouer aucune autre circonstance de maladie antérieure. Hahnemann, ou tout autre homœopathiste, se réglant, comme je le fis, sur la similitude des symptômes, aurait prescrit, ce que je fis aussi, tous les médicamens indiqués contre la phthisie pulmonaire. Je n'obtenais aucun résultat, et désespérais de mon malade, lorsque, par une circonstance fortuite, j'appris qu'il avait été affecté d'une affection dartreuse dont il s'était fait traiter par une espèce de charlatan ; j'employai alors pendant quelques jours un traitement anti-dartreux : tous les symptômes de phthisie disparurent bientôt, et la guérison fut parfaite.

Je fus appelé à donner des soins à une jeune dame affligée d'une constriction du fondement extrêmement douloureuse; tous les symptômes semblaient annoncer que la cause de cette affection provenait d'hémorrhoïdes : je dirigeais en conséquence mon traitement contre cette cause primitive;

aucun symptôme ne disparaissait; la malade finit par m'avouer ce qu'elle m'avait d'abord caché, et avec quelques doses de sublimé je la rétablis complètement en peu de jours : fiez-vous maintenant aux symptômes apparens !

Donc les symptômes perceptibles ou apparens ne sont pas des guides sûrs, ne sont pas la vraie indication du traitement curatif à adopter; il est indispensable de consulter des circonstances de maladies antérieures, le caractère général stationnaire des maladies, de même que la constitution épidémique, etc.; Hahnemann ne peut pas plus s'en passer que la médecine rationelle.

La plupart des homœopathistes (comme en général ils reviennent de plus en plus aux principes de la médecine rationelle) ont été obligés d'abandonner dans la pratique cet axiôme d'Hahnemann, que le maître lui-même a complètement renié, en découvrant et en publiant la théorie du *psora,* qui se fonde sur une affection cachée, qui peut préexister des années entières chez un individu, et qui ne se développe qu'à l'aide et à l'occasion des causes extérieures, telles que des influences atmosphériques, etc.

INEFFICACITÉ DES DOSES HOMOEOPATHIQUES.

La pratique de l'homœopathie m'a démontré que la même dose du même médicament, administrée dans des circonstances, je dirai presque identiques, était loin de produire toujours des résultats semblables : ainsi tantôt j'obtenais une guérison prompte et radicale, tantôt je ne parvenais pas même à provoquer le plus léger symptôme, le moindre changement dans l'état de mon malade. J'étais bien certain de ne pouvoir accuser l'efficacité individuelle du médicament, puisqu'il avait produit de bons résultats chez d'autres personnes dans des accidens entièrement semblables. Il m'était démontré d'une manière évidente que c'était l'organisation particulière des individus qui se refusait à l'action homœopathique ; on épuiserait sur de telles personnes toutes les ressources de la pharmacopée d'Hahnemann, sans jamais arriver à un résultat heureux ; ces mêmes individus, soumis à un traitement *allopathique*, entraient ensuite en voie de guérison parfaite, d'où il faut bien tirer la conséquence forcée que l'homœopathie ne peut être une méthode *universelle* qui s'applique à *tous les cas* comme à *tous les individus.*

C'est une vérité que les disciples d'Hahnemann eux-mêmes ne peuvent nier. Voyez les *Archives de la Médecine homœopathique*, vol. VIII, cahier II, p. 36. On y trouve ce qui suit :

« Il n'est pas rare que, dans les maladies » aiguës, les remèdes les plus spécifiques et » les plus heureusement choisis se trouvent » sans effet et sans vertus : souvent ils ne » produisent que quelques symptômes d'a- » mélioration presqu'insensibles ; quelque- » fois ils n'agissent en aucune manière sur le » mal : en sorte que lorsque le médecin est » sûr d'avoir choisi le médicament conve- » nable, et qu'il ne peut douter de la prépa- » ration scrupuleusement homœopathique » du remède, il se trouve jeté dans un doute » et une incertitude qui peuvent être fâ- » cheux pour lui comme pour le malade.

» Qu'il ne se décourage pas; qu'il ne cesse » pas d'avoir confiance dans l'admirable » puissance de l'homœopathie. Ce n'est pas » elle qui lui a manqué, mais bien le ma- » lade par indigence de force vitale, ou par » une inégale répartition de cette force qui » se trouve accumulée sur certains organes » aux dépens des autres qui en sont pour le » moment tout-à-fait appauvris. C'est ici le » cas, avant d'employer les doses homœopa- » thiques, d'appeler à son aide le magné- » tisme dont le succès est toujours certain.

» Il peut arriver encore que la vertu ho- » mœopathique de votre médicament ait été » combattue par le vice *latent* du *psora;* alors » le premier soin doit être d'administrer une » dose de soufre au billionième, sans avoir » égard à la similitude des symptômes; puis, » quand cette dose aura eu le temps d'opérer » son action, faites prendre à votre malade » le même médicament que vous aviez trouvé » inerte à la première épreuve, et soyez » assuré qu'alors il produira son effet et » amènera la guérison. » Cette énigme était restée long-temps inexplicable aux élèves

de la doctrine jusqu'à la grande découverte faite par le maître du vice *psorique*. Maintenant tout est clairement expliqué; et, ajoute l'auteur de l'article ci-dessus : « l'ex-
» périence m'a démontré que ce que je dis
» ici des maladies aiguës peut s'appliquer
» aux maladies chroniques. »

Beaucoup d'autres homœopathistes se plaignent aussi fréquemment de l'insuffisance de la réaction organique. Laissons encore parler le maître (*Archives Homœopathiques*, vol. IX, cahier III, page 75) :

« Dans les maladies locales et chroniques
» qui sont le résultat de la consomption *pso-*
» *rique*, et qui sont établies sur des parties du
» corps qui offrent, sur une surface peu éten-
» due, une grande complication de nerfs, par
» exemple, une ophthalmie chronique, une
» surdité invétérée, une dartre rongeante de
» la face, l'énergie vitale est presque nulle;
» le traitement *psorique* le mieux approprié
» sera d'une efficacité très-problématique;
» comment donc produire la guérison d'or-
» ganes affligés d'une affection chronique,
» lorsque par eux-mêmes, ces organes sont

» pauvres en énergie vitale? Les moyens » homœopathiques n'ont alors aucun effet, » ils ne peuvent guérir que par la réaction de » l'organisme contre l'influence des remèdes » homœopathiques; lorsque cette réaction » ne peut s'opérer, la cure est impossible. »

Habemus confitentem ; nous tenons l'aveu d'impuissance : mais, dira-t-on, ce ne sont pas les dilutions homœopathiques qui sont en défaut, c'est le malade, c'est l'*insensibilité* de son organisme qui ne peuvent répondre à l'appel homœopathique.

A ce compte, les plus absurdes théories seraient toujours absoutes; elles pourraient toutes prétendre avec autant de raison que l'homœopathie, qu'elles ne sont pas en défaut, que c'est le malade qui ne veut pas ou ne peut pas se conformer à leur système, qui manque d'énergie vitale, etc., etc. Avec de telles raisons, toutes les absurdités médicales pourraient se défendre; car, lorsqu'il y a maladie, il y a nécessairement augmentation, diminution ou altération de la force vitale.

Le magnétisme, des doses ordinaires de soufre, d'opium, une répétition subite et progressive du médicament convenable, l'application d'un emplâtre, tous ces moyens allopathiques sont recommandés par les homœopathistes, comme excellens pour éveiller et exciter la faculté réactive qui peut dormir quelquefois, mais qui n'abandonne jamais l'homme tant qu'il lui reste un souffle de vie.

Les homœopathistes trouvent en outre beaucoup plus commode de rejeter la faute sur le traitement allopathique auquel a pu être soumis avant qu'ils ne fussent appelés, le malade dont la susceptibilité homœopathique se trouve ainsi émoussée par les doses ordinaires. L'allopathie, disent-ils, ne nous livre plus que des sujets énervés, dépourvus de toute énergie vitale; voilà la source de toutes les difficultés que rencontre l'homœopathie.

En vérité, le prétexte est précieux, et c'est un moyen admirable de couvrir toutes les bévues et l'insuffisance de l'homœopathie. Mais alors, pour obtenir des sujets neufs, je vous conseillerai de prendre les enfans à la mamelle. Convenez que vous donnez ici une pauvre idée de votre système ; et quelle garantie fournirez-vous que vous ne serez pas aussi impuissans, aussi insuffisans pour guérir les ravages du mal, que les allopathistes? Et puis vous oubliez donc que vos dilutions, loin de diminuer la vertu du remède, ne font que la porter à une plus haute puissance. Selon vous, les doses ordinaires de l'allopathie sont bien moins susceptibles d'altérer la sensibilité organique, que les dilutions au quintillionième et décillionième. D'ailleurs, quel est le but, quelle est la fin de l'art médical? de soulager et de guérir, si faire se peut, les accidens, les maladies, les lésions, quelle qu'en soit la gravité, en un mot de rétrécir le plus possible, le cercle des cas désespérés et incurables. Un médecin allopathiste refusera-t-il ses secours lorsqu'il sera appelé pour un empoisonnement par une substance mortifère quelconque? moins que jamais, assurément; il entreprendra avec confiance de sauver le malheureux, et malgré les tristes ravages du poison, il aura souvent la consolation de le rappeler des portes du tombeau, et de le rendre à une famille éplorée. D'ailleurs, n'est-il pas singulier que Hahnemann prétende que les maladies qu'il appelle de *consomption*, de langueur, causées par les remèdes allopathiques, sont incurables, tandis que celles qu'il nomme miasmatiques sont guérissables?

Que l'on se rappelle que je ne nie pas la puissance homœopathique puisqu'elle existe, et qu'elle m'a été révélée, démontrée; mais je nie qu'elle ait toujours une action chez tous les individus et dans tous les cas. Ainsi, toutes les fois que vous choisirez un médicament dont l'action sera en rapport direct avec la susceptibilité organique d'un individu malade que vous voulez traiter, vous agirez directement sur le mal ou la lésion, vous obtiendrez la guérison; mais il est bien certain que si, en état de santé, la personne que vous traitez n'était pas apte à recevoir quelque impression du médicament que vous avez à lui administrer, elle n'en recevra pas davantage se trouvant en état de maladie.

Comment Hahnemann parvient-il à reconnaître et à constater les symptômes des effets d'un médicament? N'est-ce pas par des expériences répétées et multipliées sur un grand nombre d'individus, de différens tempéramens, âges et constitutions, dans des circonstances diverses? Eh bien, s'il est obligé de faire tant d'épreuves pour arriver à la connaissance de tous les symptômes d'un médicament, il doit nécessairement exister parmi eux une foule de symptômes particuliers, dépendant de causes occasionelles ou particulières différentes. On ne pourra donc faire un usage général de ce médicament; on sera obligé de le modifier pour les individus chez lesquels ces particularités n'existent pas; mais c'est une question à laquelle il n'est pas facile de répondre avant d'avoir fait l'essai curatif du médicament.

Il existe bien des médicamens qui produisent des symptômes à peu près semblables chez *tous* les individus; ainsi l'aloès et le calomélas ne manquent jamais de provoquer un flux de ventre d'une nature particulière; l'ipécacuanha est toujours suivi de violentes envies de vomir, etc. Voilà des symptômes assurément bien constatés ; mais il y en a d'autres chez lesquels on ne remarque pas les mêmes propriétés : le mercure, par exemple, pris à haute dose, produit généralement un extrême relâchement des glandes amygdales, et provoque la salivation. Cependant on rencontre des individus que les plus fortes doses de mercure n'ébranlent en aucune manière; eh bien! vous êtes assuré que chez ces individus les atténuations homœopathiques de mercure seraient également insuffisantes contre les affections syphilitiques ou autres qu'on traiterait avec ce médicament, d'après la similitude des symptômes!

Cet exemple ne vient pourtant pas à l'appui de la grande règle homœopathique , *similia*, etc. Ce sera toujours une grande difficulté pour l'homœopathie, de *déterminer* (outre la similitude des symptômes entre la maladie et le médicament) *les cas* qui selon l'expérience font exception à cette règle, laquelle, je le soutiens, ne peut être d'une application générale, parce qu'il est certain que l'on voit fréquemment des sujets dépourvus de la susceptibilité homœopathique. Et quand vous ne rencontrerez qu'une personne sur cent, chez laquelle les médicamens développent des symptômes autres que ceux que vous avez obtenus, vous serez bien obligé de modifier votre traitement; vous ne pourrez donc plus vous targuer de l'*unité* et de l'*universalité* de votre méthode.

De plus, ne vaudrait-il pas autant déduire les conséquences homœopathiques de certains effets extraordinaires qui apparaissent dans quelques cas très-rares d'idiosyncrases? Par exemple, j'ai vu des fraises provoquer une éruption cutanée; je connais des personnes qui, en mangeant une seule écrevisse, sont couvertes d'une exanthême scarlatine ; il en est d'autres chez lesquelles la piqûre d'une abeille produit d'énormes cloches sur tout le corps et provoque une fièvre très-forte. J'ai pour cliente une dame que je n'ai pu préserver d'une diarrhée qui menaçait de devenir une dyssenterie, qu'en lui ordonnant de manger tous les jours des fraises pendant toute l'année; elle en mange quatre fois dans la journée, et si elles viennent à lui manquer, la diarrhée reparaît. Je vois journellement un homme à la fleur de l'âge, doué d'une constitution assez robuste, chez lequel les mêmes fruits provoquent tous les symptômes, je dirai presque, d'un empoisonnement; quelques-unes seulement suffisent pour lui donner des spasmes, l'estomac et les entrailles éprouvent des tiraillemens tant que les fraises ne sont pas rejetées par l'effet des contractions et d'efforts violens.

Une dame, jeune, forte, jouissant d'habitude d'une santé parfaite, se fit, par mon ordonnance, frictionner le bas-ventre avec un demi-gros d'onguent mercuriel, afin de résoudre des engorgemens avec enflure qui existaient depuis long-temps dans la matrice; quelques heures après, tout son corps fut couvert d'une éruption rouge pustuleuse. — Au bout de quinze jours, j'engageai cette dame à répéter la même friction; les mêmes effets se reproduisirent : de son propre mouvement elle fit une troisième épreuve, parce qu'elle était satisfaite des résultats curatifs et du soulagement qu'elle avait obtenu; mais il s'ensuivit une éruption cutanée, accompagnée pour cette fois de symptômes si désagréables, si pénibles, que ni elle, ni moi, n'eûmes envie de répéter l'opération.

Il y a d'autres médicamens et alimens qui assez souvent présentent ou rencontrent de semblables idiosyncrases; par exemple, le beurre, le fromage, la valériane, le camphre, le musc, le castoréum, etc.

CONTRADICTIONS DES HOMOEOPATHISTES SUR LES DOSES A EXPÉRIMENTATION.

L'efficacité des doses homœopathiques est souvent mise en doute, et surtout par ces esprits positifs qui veulent voir et toucher avant de croire.

L'homœopathie a fait grand bruit de l'expérience sur l'homme en état de santé; mais malheureusement pour la prospérité et la solidité future du nouveau système, là comme ailleurs le maître et les disciples ne sont pas d'accord ; le maître n'est pas même d'accord avec lui-même. C'est au point que moi, qui ai suivi cette nouvelle doctrine *ab ovo*, qui l'ai observée dans tous ses développemens, qui ai la ferme conviction de la voir finir comme système, de même que celui de Brown, Rasori et autres réformateurs, pour peu que Dieu me prête vie; moi qui ai lu tous les livres d'Hahnemann, tous les ouvrages homœopathiques, je ne sais pas au juste quel est le fond de la pensée des homœopathistes sur la grande question : *de quelle manière doivent se faire les essais des médicamens sur l'homme en état de santé ?* Il est certain que si Hahnemann pouvait répondre aussi victorieusement aux incrédules et aux contradicteurs que Descartes le fit en marchant devant ceux qui niaient le mouvement, le sort de l'homœopathie serait bientôt fixé.

Je rencontre chaque jour de ces sceptiques renforcés, à l'air goguenard, qui, doués d'un excellent estomac et de la plus satisfaisante constitution, viennent me dire : « Me voici ! administrez-moi une puissance homœopathique, une ou plusieurs nonpareilles humectées de vos billionièmes dilutions d'aconit, de belladonne, de quinquina, de camomille, et puis si je ressens des symptômes morbides de sensations générales douloureuses, de mélancolie, de mouvemens fébriles, d'éruptions cutanées, me voilà converti! Ce sera en effet au-dessus de mon intelligence comme une infinité d'autres choses qui se dérobent à notre explication; mais je sentirai, j'y croirai comme à l'influence du soleil, comme à la direction de l'aiguille aimantée vers le pôle, comme à la vitesse du vent, etc. »

Hahnemann et ses disciples vous répondent: « Erreur étrange! nous n'avons jamais procédé sur l'homme en état de santé par les doses infinidécimales.

L'*Organon* s'exprime en ces termes :

« L'individu en état de santé satisfaisant » et convenable à l'expérimentation, qui » veut se soumettre à l'essai et à l'exploration d'un médicament, doit prendre le » matin à jeun une dose telle que le pres» crit la pratique ordinaire dans ses or-

» donnances; le médicament doit être, au-
» tant que possible, en dissolution, mêlé à
» dix parties d'eau d'une température mo-
» dérée : la dose peut être doublée et même
» quadruplée si les circonstances l'exigent. »

L'*Organon* prescrit, pour provoquer les symptômes d'une fièvre qui dure plusieurs jours par le moyen du quinquina, de mêler une once de teinture de bon quinquina, *à cinq onces d'esprit de vin*, d'étendre le tout avec quelques litres d'eau, et de boire ce mélange avec résignation pendant quelques jours.

Vous aurez une fièvre de cheval, il n'y a pas l'ombre d'un doute, et en cela elle sera proportionnée à la dose du médicament.

Cela constate très-bien l'efficacité du traitement des semblables par les semblables, ce que l'on n'a jamais révoqué en doute et ce qu'a mis en pratique, dans certains cas, la médecine de tous les pays, de tous les siècles. Jusque-là nous sommes d'accord avec Hahnemann; mais qu'en conclure pour l'explication de l'efficacité des atténuations homœopathiques, pour prouver d'une manière démonstrative que la décillionième partie d'une goutte d'une substance quelconque, a la puissance de développer des symptômes aussi perceptibles, aussi graves dans un malade, que ceux qu'une énorme quantité de la même substance peut provoquer dans l'homme en santé? La corrélation de ces deux faits reste entièrement à démontrer.

C'est donc à tort que vous venez vous plaindre d'avoir été mal compris, d'être étudié avec légèreté, d'être attaqué avec mauvaise foi.

Je trouve dans les *Archives Homœopathiques*, n° 3, cah. 1 :

« La critique s'est imaginé que les essais » sur l'homme en état de santé se faisaient » avec les dilutions; il n'est donc pas éton- » nant qu'en comprenant ainsi l'homœo- » pathie, on la prenne pour une chose fan- » tastique, sans fondement, sans solidité, » et que l'on croie avoir bon marché d'elle » en réfutant ses doctrines. »

Je lis dans un ouvrage d'un autre homœopathiste très-distingué. « Les essais sur

» l'homme en état de santé doivent être faits » avec les doses non *homœopathiques*, mais » *allopathiques*, c'est une chose pitoyable que » de réfuter et ridiculiser une science sans » prendre la peine de l'étudier, et sans con- » naître les premiers principes du système. »

Nous ne sommes pas aussi légers, aussi inconséquens que vous le prétendez : nous avons étudié vos doctrines tout aussi consciencieusement que vous avez pu le faire vous-même; seulement nous avons apporté un esprit moins prévenu, nous n'avons pas abjuré l'usage de notre intelligence. Ce que je n'ai pas inventé, ce que votre maître a écrit lui-même, je suis bien obligé de le croire? eh bien, ouvrez la *Matière Médicale*, deuxième édition, de 1817, vol. VI, p. 12, vous y trouverez textuellement : « Ces *symp-* » *tômes* particuliers étaient déterminés sur » l'homme en état de santé par l'usage de » quelques nonpareilles seulement de char- » bon de bois soumis à la dilution millio- » nième. »

Prenez encore les *Maladies chroniques*, édition de 1830, vol. IV, p. 270 et 276, vous

lirez : « Tous ces faits (c'est-à-dire, la dé-
» couverte de huit cent quatre-vingt-dix-sept
» symptômes) étaient le résultat d'une expé-
» rimentation ingénieuse sur des individus
» doués d'une parfaite santé, et d'une ro-
» buste constitution par l'usage d'une et ra-
» rement de deux doses composées de six
» nonpareilles des plus minimes, humectées
» d'une préparation de muriate de soude
» poussée au décillionième. Ce n'est que lors-
» qu'ils sont élevés à la puissance des *der-*
» *nières* dilutions, que les médicamens
» peuvent donner des expériences satisfai-
» santes sur l'homme en état de santé, et
» développer tous les symptômes morbides
» qu'ils contiennent. »

Maintenant, je vous le demande, que faut-il croire? est-ce Hahnemann de 1830, ou Hahnemann de 1810? faut-il ajouter foi aux anciennes expériences ou aux nouvelles? quel fil conduira le néophyte au milieu de ce dédale inextricable? C'est mettre notre foi à une rude épreuve; il faut rejeter aujourd'hui le principe qui, hier encore, était votre symbole; demain, peut-être, on mettra notre crédulité à une nouvelle épreuve en nous commandant une nouvelle croyance.

Vous êtes trompés ou trompeurs, et à aucun de ces titres, vous ne méritez la confiance publique; mais ce qui me cause le plus de peine, c'est de compter parmi vous, non seulement de jeunes Esculapes qui se jettent dans les systèmes homœopathiques par spéculation et pour éviter la route ordinaire qui ne mène à une clientelle honorable que lentement et après bien des peines , bien des fatigues, mais encore des hommes de talent qui, séduits et entraînés par quelques vérités spécieuses, fascinés par le désir d'entrer dans une nouvelle voie de succès, ont adopté avec un enthousiasme irréfléchi, un système impossible dans la pratique générale; détrompés aujourd'hui par l'inflexible expérience, ils éprouvent un regret amer de leurs erreurs, mais retenus par une fausse honte, ils n'osent revenir sur leurs pas, avouer franchement qu'ils s'étaient abusés, et recourir aux erremens de la vérité et de la médecine rationelle.

Arrêtez-vous! il n'est jamais trop tard

pour abjurer l'erreur ! revenez dans nos rangs : éclairés sur votre imprudence, vous servirez d'exemple et apprendrez que la médecine est une science d'expérience, un art où il ne faut pas se laisser aller aux écarts d'une vagabonde imagination; mais qu'on doit toujours prendre pour guide la saine raison et la vérité, qu'il ne faut jamais les perdre un moment de vue, sous peine de faire de fausse route, et de tomber dans les voies de l'erreur.

CONTRADICTIONS DES HOMOEOPATHISTES SUR LES DOSES A ADMINISTRER.

Hahnemann ne sait plus trop où il en est dans la prescription de ses doses, et il est facile de le trouver à chaque pas en contradiction avec lui-même. Je lis dans maint endroit de ses ouvrages, qu'on ne saurait administrer les médicamens à de trop petites doses ; d'année en année, il va atténuant et diminuant les doses des médicamens qu'il prescrit.

Quelles conclusions tirer de là? faut-il

croire que les remèdes acquièrent plus de puissance, plus d'efficacité à mesure qu'ils sont soumis à un plus grand nombre de triturations et de manipulations ?

Accordez-vous donc, maître, avec vous-même ; vous nous avez dit que dans les maladies les plus aiguës, vous obteniez un succès certain en administrant des gouttes pures de *teinture forte* de bryonia. Aujourd'hui, vous avancez qu'il est bien rare de rencontrer des cas de maladies aiguës où il soit nécessaire d'ordonner une goutte complète de la préparation au *décillionième*, mais qu'il ne se présente aucun cas où la *teinture pure* de bryonia soit nécessaire.

Vous dites qu'une dose composée d'une, ou tout au plus deux nonpareilles de la grosseur d'un grain de pavot, humectées avec la préparation au décillionième de la noix vomique, est suffisante pour produire son effet ; ailleurs vous voulez nous persuader qu'il suffit de *sentir* une nonpareille de la grosseur d'un grain de moutarde, humectée avec la même dilution.

Vous n'avez pas moins varié sur la dose

de charbon de bois à administrer; tantôt, selon vous la dilution au millionième était plus convenable ; puis vous avez prescrit l'usage du sextillionième, et enfin, vous paraissez avoir reconnu que la dilution au décillionième était la plus efficace, et qu'avec quatre nonpareilles humectées de cette dilution et administrées en deux fois, on obtenait toujours un résultat satisfaisant.

La même obscurité règne encore à l'égard de l'aconit; dans un volume de la *Matière Médicale,* je trouve, que la dose doit se composer d'une très-petite particule de goutte de la dilution au sextillionième; dans un autre volume, il est dit : que le meilleur usage à tirer de l'aconit, est d'humecter une nonpareille avec la dilution au décillionième, et de la faire *sentir une seule fois* au malade.

Hahnemann parle aussi de quelques dilutions poussées jusqu'au vigésillionième, qui nécessitent soixante manipulations.

Où saisir la vérité au milieu de ce désordre dans les prescriptions? de cette incertitude dans les effets?

Un élève d'Hahnemann est allé jusqu'à

préparer des dilutions de *soufre*, en leur faisant subir *quinze cents* préparations, et cela, en employant tour à tour *l'eau de neige et l'eau de source*. Il assure avoir obtenu des résultats importans ; seulement il a négligé de nous dire si l'énergie du médicament était plus développée dans la 30me préparation que dans la 1,500me.

Cependant où se trouvera la limite de l'efficacité ou de l'inefficacité des puissances médicamenteuses au milieu de ce débordement de dilutions, et de progressions que l'imagination ne peut plus saisir? est-ce ainsi que vous inspirerez de la confiance en votre doctrine? sur quelles bases solides s'appuie-t-elle? faut-il rejeter vos premières expériences? qui me répondra alors de la solidité des nouvelles que vous annoncez ? Convenez donc que votre système est encore à faire.

Hahnemann recommande, dans différens endroits de ses ouvrages, de n'employer que les dilutions les plus élevées, et encore en ayant soin de n'administrer que *deux ou trois grains de nonpareilles ; que c'est tuer, assassiner le malade, que de lui prescrire des doses plus fortes.*

Et d'abord, l'expérience est là pour contredire l'assertion d'Hahnemann ; car chaque jour on peut constater un grand nombre de maladies qui se trouvent parfaitement guéries par l'emploi de médicamens à hautes doses (si on les compare avec celles des homœopathistes), par le quinine, le calomélas, l'opium, la digitale, les cubèbes, et en général par tous les remèdes spécifiques. Est-ce à doses homœopathiques que le mercure s'administre dans la syphilis ? le soufre dans les hémorrhoïdes? la belladonne, l'ipécacuanha et le bismuth dans les cardialgies ? la noix vomique dans la paralysie? l'iode dans les cas de goîtres ? le baume de copahu dans les gonorrhées? Combien de fois n'arrive-t-il pas, dans les fièvres intermittentes, qu'on administre des doses énormes de quinquina, justement quelques minutes avant que le paroxisme ne se produise ? le malade s'en trouve constamment bien.

Mais, sur ce sujet comme sur bien d'autres, il n'y a qu'à opposer Hahnemann à lui-même. Vous dites que vos préparations homœopathiques développent et dilatent jusqu'à une incroyable exaltation le principe virtuel de chaque médicament ; on trouve cela cent fois dans l'*Organon*, c'est pour ce motif, d'ailleurs, que vous les appelez *puissances :* pourquoi prétendre alors que les doses allopathiques sont trop fortes et tueraient le malade? Elles doivent être cependant bien moins actives que vos puissances octillioniėmes et décillionièmes ; vous ne pouvez sortir de cette conséquence : l'une de vos deux assertions est donc fausse.

Ce qu'il y a de plus positif, de plus certain, c'est que la quantité de médicament doit se mesurer aux cas particuliers des maladies, à la constitution du malade à traiter, à la nature du médicament qu'on emploie, et surtout à la spécialité de l'organe sur lequel il agit. C'est ainsi que j'emploie très-souvent, et très-avantageusement, dans les affections abdominales chroniques accompagnées de dispositions au relâchement, une ou deux fois par jour, seulement un quart de grain de rhubarbe ou d'ipécacuanha ; et dans celles accompagnées de symptômes contraires, j'obtiens très-souvent un effet satisfaisant d'un sixième ou d'un quart de grain de soufre.

Généralement les substances qui agissent directement sur les nerfs et sur les organes doués d'une grande sensibilité, doivent être prises à petites doses; c'est pour cela que les remèdes les plus usités dans la pratique homœopathique, sont la belladonne, la noix vomique, etc.: à ceux-là je reconnais une puissance homœopathique, mais je ne pense pas que tous les remèdes soient doués de cette force, et particulièrement ceux qui n'agissent que sur les organes placés à degré inférieur dans le mécanisme du corps humain, ou qui sont mêlés à un véhicule inerte très-abondant : ainsi je n'aurais aucune confiance à vos dilutions homœopathiques de l'altæa, du lichen, etc., parce qu'étant d'une nature muqueuse, inerte, ils ne se trouvent pas en affinité avec les parties essentiellement susceptibles de l'organisme ; il en est de même, entre autres substances, de l'huile de foie de morue, laquelle est si souvent, mais à des doses ordinaires, d'une grande efficacité contre la goutte chronique, les affections rachitiques et scrophuleuses.

Nouvelle contradiction : Hahnemann prétend que ses médicamens, soumis aux préparations homœopathiques, échappent aux lois chimiques auxquelles ils obéissaient dans leur état primitif; ainsi, par exemple, le phosphore, qui, dans son état ordinaire, ne manque jamais de s'oxider lorsqu'il est exposé à l'air, échappe à cette conséquence forcée, quand il se trouve élevé à la puissance décillionième.

Les substances médicinales, d'après Hahnemann, par les préparations particulières de l'homœopathie, développent leur essence cachée, et deviennent des moyens curatifs *tout nouveaux,* doués de vertus particulières.

Je vous prends encore ici, mes maîtres, en flagrant délit d'absurdité : car enfin vous faites vos expériences sur l'homme *en état de santé* avec les médicamens *dans leur état primitif;* comment alors ces expériences peuvent-elles vous servir pour juger des effets homœopathiques, puisque les médicamens soumis aux préparations homœopathiques deviennent des médicamens nouveaux, doués d'effets particuliers?

CONTRADICTIONS DES HOMOEOPATHISTES SUR LES INTERVALLES DES DOSES.

Hahnemann, dans son *Organon*, recommande comme l'un des principes les plus importans de sa méthode, de laisser la dose homœopathique administrée, terminer la série complète de ses symptômes, et de n'en administrer une seconde que lorsqu'on s'est bien assuré que l'aggravement et l'amélioration homœopathique ont cessé de se faire sentir. Il recommande également d'intercaler dans les doses du médicament adopté, d'autres remèdes intermédiaires, excepté dans un petit nombre de cas, et lorsqu'ils sont à effets alternatifs; il exige en outre, s'il y a nécessité de répéter les doses du même remède sans d'autres intermédiaires, qu'elles soient toujours de plus en plus petites.

Malheureusement les prescriptions d'Hahnemann à cet égard sont souvent impossibles dans la pratique. Cette prétention de déterminer les intervalles des doses *arbitrairement*, et d'une manière égale pour tous les individus, est fréquemment contraire aux règles de l'expérience. Un grand nombre de maladies même sans être soumises à l'influence des médicamens, manifestent une très-grande variabilité de symptômes, par exemple les maladies spasmodiques pendant lesquelles le malade est dans un grand calme un jour, et le lendemain éprouve une grande agitation. Et comment pourrez-vous alors distinguer, au milieu de ce changement réitéré de l'état maladif, la cessation de l'effet médicamenteux? Comment pourrez-vous savoir si l'aggravement morbide est le résultat du médicament ou l'effet de la maladie?

L'expérience a si bien démontré que l'emploi réitéré des doses convenables est un moyen certain, que la plupart des homœopathistes ne s'en rapportent plus aux prescriptions d'Hahnemann, mais répètent souvent les doses homœopathiques à une très-courte distance. Dans le traitement du *cholera*, ils sont même arrivés à administrer les doses médicamenteuses bien plus fréquemment que l'auraient fait les allopathistes. Quant à moi, je me suis toujours bien trouvé de la répétition des doses ; je traite généralement les enfans par la méthode homœopathique, en leur administrant les remèdes convenables toutes les heures ou toutes les deux heures, et il n'est pas rare que j'obtienne promptement une guérison complète.

Mademoiselle de B..... était attaquée d'une cardialgie ; je lui fis prendre *toutes les heures* une goutte millionième de *noix vomique* · deux doses suffirent pour la délivrer complètement de sa maladie.

Mme de K..... éprouvait de vives douleurs d'estomac ; je les fis disparaître en lui faisant prendre *toutes les deux heures* une goutte de la teinture forte du même remède.

Éprouvant moi-même des spasmes et une grande oppression d'estomac, je voulus aussi me soumettre à un essai. Je pris pendant quelque temps, *selon toutes les règles de l'homœopathie, la noix vomique* à la douzième et quinzième dilution ; mais je n'éprouvai aucun soulagement ; j'avalai *quatre fois par jour* une goutte de teinture forte de noix vomique, et je fus promptement guéri.

M. B....., homme d'une constitution nerveuse, était affligé d'un catarrhe qui l'incommodait beaucoup, surtout pendant la nuit ; je prescrivis inutilement des doses décillionièmes de *pulsatille*, administrées suivant les règles de l'homœopathie : une goutte entière de la 6e dilution, *répétée trois fois par jour*, obtint un succès complet au bout de deux jours.

C'est surtout dans les maladies chroniques qu'il faut *répéter* et *redoubler* les doses homœopathiques ; c'est le seul moyen d'arriver à un résultat satisfaisant : c'est ce que j'ai toujours éprouvé en faisant usage du *carbonate de fer* ou de la *noix vomique* contre les douleurs *névralgiques* ou la *paralysie ;* de *la valériane* contre les *spasmes hystériques ;* du *bryonia* ou de *l'opium* contre *les constipations habituelles ;* de la *coloquinte* contre les *coliques*, de la *noix vomique* ou du *kinine* contre *la migraine*, etc.

Quand le médecin a été égaré par la fausse

apparence de la similitude des symptômes de la maladie et des symptômes des médicamens, et qu'il a ordonné un remède qui n'est pas convenable, ou bien qu'il a donné une dose trop élevée, il faut, d'après Hahnemann, arrêter ou neutraliser l'effet du médicament par l'usage immédiat d'un *antidote:* par exemple, le camphre après l'arnica et l'opium; l'ipécacuanha ou la noix vomique après l'arsenic; le soufre, le camphre ou l'opium après le mercure; les acides végétaux ou le vin après l'aconit; le vin, le café ou le camphre après la noix vomique, etc.; mais une méthode que je trouve bien préférable est celle d'ordonner immédiatement un médicament approprié aux symptômes présens de la maladie.

Il m'arrive souvent (contrairement aux principes de la pratique homœopathique) de ne point alterner les remèdes, de répéter le même médicament sans remède intermédiaire, et de n'avoir qu'à me louer du résultat. Dans un grand nombre de cas, je me trouve bien d'alterner les doses *homœopathiques* avec des médicamens *antipathiques*.

Il n'est point non plus toujours vrai qu'une seconde dose homœopathique, soit du même médicament, soit d'un autre, suspende ou diminue l'effet de la première, une troisième celui de la seconde, etc. Hahnemann lui-même, en différentes occasions, a reconnu l'utilité et même la nécessité de l'emploi de divers médicamens; car, dans le traitement des maladies chroniques, il emploie simultanément des dilutions homœopathiques avec les remèdes antipsoriques convenables; il ne pense donc pas que les deux médicamens se neutralisent.

DE LA PUISSANCE CURATIVE DE LA NATURE.

Hahnemann ne compte pas, pour arriver à la guérison de la maladie, sur les ressources de la nature; il ne reconnaît pas le *vis naturæ medicatrix;* il vient à son aide parce qu'elle serait impuissânte pour se sauver elle-même.

Il n'en est pas ainsi de la médecine rationelle; elle compte toujours sur les ressources et l'inépuisable énergie de la nature, pour seconder les efforts de l'art, *non magister, sed minister naturæ :* c'est, en quelque sorte, la terre végétale qui fait germer et lever la semence, c'est la boussole que le médecin consciencieux interroge sans cesse, dont il épie tous les mouvemens, consulte les plus légers indices, pour se soumettre à ses volontés; elle supplée à l'insuffisance de l'art, et opère souvent à elle seule la guérison.

Sans doute les changemens de climat, de régime ou de la manière de vivre peuvent produire souvent les résultats les plus heureux, et sans l'emploi d'aucun autre moyen: mais quel bien plus grand nombre de guérisons opérées par les seuls efforts de la nature, par exemple, dans la goutte, les rhumatismes, les névralgies, les coliques invétérées, les spasmes d'estomac, les fièvres intermittentes!

Si l'on pense que tous les jours des milliers d'hommes et d'animaux abandonnés de l'art et loin de tout secours, sont rétablis des maladies les plus dangereuses, sans en excepter la peste, uniquement par les efforts de la nature, par l'énergie inhérente à la vie, et cette tendance que nos corps manifestent pour soutenir et reconquérir leur harmonie et leur intégrité primitives; si l'on pense surtout au grand nombre de maladies chirurgicales, dans lesquelles les secours de l'art les mieux appropriés ne consistent que dans l'éloignement des influences et obstacles qui s'opposent à l'aide de la nature elle-même; si l'on se rappelle que les hommes les plus célèbres, les plus dignes de foi de tous les siècles, se basant sur l'expérience, ont reconnu et attesté cette puissance curative de la nature, comment alors ne pas être stupéfait d'étonnement en entendant quelqu'un comme Hahnemann parler ainsi: « Les efforts misérables que la nature fait » pour se porter secours à elle-même dans les » maladies, offrent un spectacle qui doit exci- » ter l'homme à une pitié active, et à déployer » toutes les ressources de son intelligence et » de sa raison, pour mettre un terme par » une guérison réelle à cette lutte de tortu- » res; les évacuations que la nature excite » ordinairement à la fin des maladies d'une » invasion subite, et que l'on nomme *crises*,

» font souvent plus de mal que de bien. »

Et que faire de toutes les mille et mille observations de tous les siècles, attestant qu'une crise survenue subitement a souvent rétabli la santé sur le moment même? pourrons-nous nous résigner à ne voir dans tous ces faits que l'expression des efforts misérables de la nature, que quelque chose qui devrait exciter notre pitié, et qui a fait plus de mal que de bien!!!

« Ce que la nature fait et accomplit dans » ces *prétendues* crises, poursuit Hahne- » mann, n'est que mystère pour nous, aussi » bien que tous les actes intérieurs de la vie; » ce qui est certain, c'est que dans le cours » de ces efforts, il y a plus ou moins de par- » ties souffrantes qui se trouvent sacrifiées » par la nature pour sauver le reste, et non » pour débarrasser le corps entier d'une » matière morbifique, laquelle n'a jamais » existé. »

Une crise n'est donc pas une crise, d'après Hahnemann? Si quelqu'un est débarrassé d'un catarrhe et d'une inflammation des poumons par une expectoration; d'une violente colique inflammatoire, par une diarrhée ou une perte de sang; d'un accès de goutte ou de rhumatisme, par l'apparition des urines sédimenteuses; d'une fièvre violente, ou d'une souffrance locale quelconque, par de fortes transpirations; d'un violent mal de tête, par un saignement de nez, etc., etc.; toutes ces crises alors n'en sont donc point, ou ne produisent aucun bien, puisque, selon lui, les organes dont elles procèdent sont plus ou moins sacrifiés?

« La grande faiblesse dont les organes » affectés, et même le corps entier, restent » atteints après cette guérison spontanée, » la maigreur, etc., font voir clairement ce » qui vient d'être dit. »

Que veut dire tout cela? comment comprendre un raisonnement si absurde? Hahnemann nous répond :

« En un mot, toute la marche des opéra- » tions par lesquelles l'organisme cherche à » se débarrasser seul des maladies dont il » est atteint, ne fait voir à l'observateur » qu'un tissu de souffrances, et ne lui mon- » tre rien qu'il puisse ou doive imiter s'il

» veut exercer véritablement l'art de gué-
» rir. »

Si la nature est misérable et incapable de guérir elle-même, si les traitemens allopathiques sont, comme Hahnemann l'assure, si pernicieux pour le genre humain, d'où vient-il qu'un seul être soit encore en santé ou vivant? quel mépris effronté pour une loi si sacrée, si importante de la nature, et qu'il est impossible à tout homme raisonnable de méconnaître un seul instant!

DU PSORA.

Nous voilà arrivés à la grande découverte de l'homœopathie, à ce qui, selon Hahnemann, doit mettre le sceau à sa gloire, couronner l'œuvre de son génie, achever et consolider l'édifice de ses doctrines et de son système : au *psora*. Le *psora*, selon lui, est la tache originelle qui souille notre pauvre humanité, qui se transmet de générations en générations, qui déracine et désole des populations entières, qui afflige les espèces et les fait quelquefois disparaître de la surface du globe. Nous l'apportons en naissant, souvent nous le renfermons de longues années, jusqu'à ce qu'une circonstance occasionelle lui permette de se développer, de se faire jour et d'exercer ses ravages. Il est un petit nombre d'individus assez heureusement organisés, et qui se trouvent dans des circonstances assez favorables pour ne jamais offrir au *psora* l'occasion de se développer.

Le *psora*, ce miasme galeux, avec ou sans éruption cutanée, est la *source de toutes les maladies chroniques* qui affligent l'humanité, autres que les maladies *syphilitiques* et *sycôsiques*. Voilà donc le grand ennemi, voilà l'hydre qu'il faut terrasser, et dont il faut écraser d'un seul coup les têtes renaissantes : le spécifique mercuriel a obtenu raison des affections syphilitiques sous quelques formes qu'elles se montrassent; il en sera de même du *psora:* sous quelque variété d'espèce qu'il se produise, le remède homœopathique *antipsorique*, sert à le vaincre et à le dompter.

Êtes-vous bien sûrs cette fois de la perfection de votre système? car pourquoi vos paroles d'aujourd'hui mériteraient-elles plus de confiance que vos paroles d'hier? vous avez failli une fois, qui nous garantit que vous ne vous trompez pas encore?

Voilà le langage que vous teniez il n'y a pas si long-temps : « La nature de l'orga-

» nisme vivant ne peut agir pour arriver à
» une guérison radicale, que conformément
» aux lois qui se révèlent à nos sens; son
» action est donc toujours d'une régularité
» et d'une certitude *mathématique*, il
» n'existe jamais de mal local, d'altération
» animale matérielle, mais un dérangement
» dynamique, une irrégularité ou une cessa-
» tion de l'acte vital; tant qu'il n'y a qu'ir-
» régularité dans l'action, il peut y avoir
» remède, et par conséquent, guérison;
» quand il y a cessation, il n'y a plus de
» guérison possible, car la mort est arrivée.
» Or, y a-t-il un seul cas d'altération dy-
» namique ou de maladie, excepté l'agonie,
» la caducité ou la destruction d'un organe,
» ou d'un membre indispensable, qui ne
» trouve un remède certain, prompt, effi-
» cace, dans les médicamens qui ont la
» propriété de développer des symptômes
» d'une similitude frappante avec ceux de
» la maladie elle-même?

» De toutes les méthodes régnantes, la
» *meilleure, la plus sûre, la plus prompte, la*
» *plus durable*, est la méthode *homœopathi-*

» *que*. Prenez toutes les maladies les unes » après les autres, soumettez-les à un trai- » tement rigoureux de médicamens ayant la » propriété de développer des symptômes » semblables, et administrés dans leurs » doses les plus *infinies*, ou pour mieux dire » les plus *essentielles*, en ayant soin d'éloi- » gner toutes les autres influences, et si » vous n'obtenez pas une guérison *prompte*, » *certaine*, *radicale*, vous nous confondrez » publiquement, vous nous accuserez d'im- » posture. Mais si l'expérience vous con- » firme toutes nos doctrines, si le succès » suit nos traitemens, abjurez franchement » toutes vos erreurs; rejetez loin de vous » cette toge d'ignorance et d'absurdité; ve- » nez proclamer avec nous les vérités éter- » nelles et immuables de l'art de guérir. »

Voilà ce qu'Hahnemann écrivait en 1813, 1817 et 1825.

Il a eu bien raison de dire que les maladies chroniques étaient la pierre de touche de la véritable médecine : c'est dans le traitement de ces maladies que le médecin peut se montrer véritablement artiste; c'est là qu'il lutte contre un mal opiniâtre, enraciné; c'est là qu'il peut déployer toutes les ressources de l'intelligence et de la science, parce que, dans ces cas, le malade, épuisé par de longs efforts, ne présente ni aide ni secours.

Que vous arriva-t-il donc, vous qui étiez si sûrs de vos faits, vous qui avanciez si hardiment *l'infaillibilité* de votre traitement, vous qui accusiez si hautement l'impuissance et l'incapacité des *allopathistes?* voilà que vous êtes obligés de convenir que l'amélioration survenue dans les maladies chroniques n'a été que temporaire, que les symptômes reparaissaient, que les rechûtes se représentaient fréquemment, que dans ces cas les remèdes les plus efficaces échouaient et devenaient impuissans, en dépit de l'observation du régime homœopathique le plus sévère, que le mal empirait et faisait incessamment de nouveaux ravages.

En un mot vous êtes forcés d'avouer que dans les maladies chroniques le traitement homœopathique qui, au commencement, donnait *espérance, devenait bientôt moins fa-*

vorable et finissait par devenir impuissant.

Vous vous trompiez donc, je vous le répète, ou vous nous trompiez; ou vos cures n'étaient pas durables, ou vous mentiez effrontément : pourquoi donc ce superbe dédain de tout ce qui ne parlait, n'agissait pas comme vous? Vos listes de guérison étaient donc mensongères? Quelle foi ajouter à vos cures merveilleuses de phthisies avancées par le moyen du quinquina et de l'étain, et de ces maladies qui duraient depuis vingt ans et que vous guérissiez par enchantement? Cependant vous étiez alors confians dans votre système. Aujourd'hui nous retrouvons la même hardiesse, la même assurance, la même jactance : aujourd'hui encore vous vous proclamez *infaillibles; il n'y a de salut, il n'y a de guérison qu'avec l'homœopathie!*

Mais, qui nous dit que vous êtes moins faillibles aujourd'hui qu'hier? qui nous dit que votre science est plus certaine aujourd'hui qu'elle l'était par le passé? qui nous assure que dans dix ans vous ne serez pas confondus encore par l'expérience, que vous ne viendrez pas encore une fois désavouer vos spécifiques merveilleux, que vous ne ferez pas amende honorable en proclamant une nouvelle découverte? Eh bien! moi je soutiens que votre *découverte* du *psora* qui a jeté une si grande joie dans les rangs des homœopathistes, est un cri de détresse et de mort; la découverte du *psora* aura justement tué l'homœopathie comme système. Pour nous convaincre de cette vérité, il nous suffira de suivre Hahnemann dans les conséquences de sa prétendue découverte; nous verrons qu'il s'est suicidé lui-même: nous allons détruire de fond en comble son frêle édifice, et ruiner tous ses argumens primitifs.

Toute l'unité du système est renversée, l'axiôme *similia similibus curantur* n'est plus une vérité générale; avant la découverte du *psora*, la base fondamentale de l'homœopathie était, que toutes les maladies, *sans exceptions*, étaient guéries *promptement, radicalement et d'une manière durable* par les médicamens qui avaient la propriété de développer dans l'homme en état de santé les symptômes *les plus identiquement semblables.* Hahnemann et ses disciples ne déviaient jamais de ce principe *d'unité et de simplicité.* Hahnemann ne reconnaissant que les faits palpables, s'en tenait aux phénomènes apparens perceptibles aux sens. « Le méde- » cin, dit-il, doit toujours avoir pour base » de son traitement, des faits reconnus véri- » tables; il ne doit pas s'éloigner d'un pas, » d'un seul pas, de la ligne des observations » précises et appréciables par les sens; il » ne doit jamais s'abandonner aux chimères » ni aux présomptions que peut lui présen- » ter un organisme si inconcevable et si » compliqué dans son ensemble et ses dé- » tails, et qui ne lui sera jamais révélé; il » ne doit point rechercher des causes chimé- » riques qui seront toujours occultes, pour » bâtir un système; il ne doit juger que par » l'ensemble des symptômes perceptibles » par les sens; il ne doit jamais traiter » une maladie d'après le nom imaginaire » qu'il a plu à des théoriciens insensés » d'inventer; il n'existe pas de principe de » maladie qu'il faille avant tout éloigner

» sans s'inquiéter de la nature individuelle » de la maladie.

» Quel est le nosologiste qui, avec les yeux » de la chair, a jamais aperçu un principe » morbide pour en parler avec autant de » certitude, et bâtir là-dessus tout un sys- » tème de guérison? Qui peut se vanter » d'avoir saisi distinctement le principe » goutteux, le virus scrofuleux ou tout » autre vice morbide? Quel homme de sens » et de bonne foi peut se prétendre doué » d'une vue assez subtile pour pénétrer à » travers cette triple enceinte de chair et » d'os, et y découvrir les mystères de l'or- » ganisme intérieur, qui ne peuvent être » compréhensibles et familiers que pour leur » créateur, et qui même, s'ils venaient à » être révélés, ne pourraient se rendre par » aucun mot, par aucune idée? avoir une » telle prétention, n'est-ce pas le comble du » charlatanisme et du mensonge? »

Hahnemann, aujourd'hui, est bien obligé de revenir sur ses paroles, et son plus grand embarras est de faire concorder ses nouveaux principes avec ceux qu'il professa d'abord, sans se contredire d'une manière trop grossière; mais, en dépit de toutes ses précautions, de tous ses adoucissemens, il a porté lui-même la plus violente atteinte à ses doctrines.

Ainsi, dans la quatrième édition de *l'Organon*, § VI, il ne dit plus que l'ensemble des symptômes est *l'unique* base de toute voie curative, mais la *principale* base. Lui qui a attaqué avec tant de véhémence les praticiens qui recherchaient la *cause primitive* des maladies, qui s'efforçaient de pénétrer le principe occulte du mal; lui qui n'ajoutait foi qu'aux symptômes *accessibles et visibles aux sens*, qui n'employait jamais que des médicamens ayant la vertu de provoquer des symptômes semblables à ceux manifestés par la maladie, le voilà obligé de détruire le crédit de la plupart de ses remèdes homœopathiques, d'avouer leur impuissance dans les maladies les plus graves, les plus fréquentes; le voilà à son tour obligé de rechercher et de reconnaître le vice *occulte*, le *principe caché* du mal. Aussi, dans la quatrième édition, a-t-il retranché ces attaques si furieuses contre les médecins, qui attribuent le plus grand nombre des maladies à des causes intérieures.

Dans un grand nombre de circonstances il est forcé de méconnaître l'efficacité du traitement par les semblables, et d'avouer l'impossibilité d'arriver à une guérison durable en se guidant seulement par l'ensemble des symptômes visibles : il lui plaît alors d'inventer une cause imaginaire, insaisissable également par la voie des sens, occulte, inerte souvent pendant de longues années, ce qu'il appelle le psora *latent*, et qui, à la faveur de circonstances propres à son développement, prend tout-à-coup son essor, exerce ses ravages dans les individus comme dans les espèces ; alors il faut employer un traitement particulier contre ce mal primitif avant d'en combattre les symptômes apparens.

Ainsi, *toutes les maladies chroniques* non syphilitiques et sycôsiques ont pour cause primitive occulte, *le psora ;* l'hydropisie, la phthisie, les hernies, les cataractes, etc., n'ont d'autre source que la souillure originelle dont les germes miasmatiques ont été développés par des circonstances et des influences extérieures. Alors il faut préalablement attaquer le *virus psorique* dans son foyer, par le *soufre*, le *phosphore*, l'*acide nitrique*, ou tout autre remède antipsorique avant d'employer les doses homœopathiques ordinaires, pour pouvoir arriver à une guérison radicale et durable. Hahnemann ajoute : « J'ai rencontré assez souvent quel- » ques maladies *chroniques* qui présentaient » tous les caractères des maladies *psori-* » *ques*, sans être réellement le psora ; car » il se trouve un petit nombre d'indivi- » dus assez heureusement constitués pour » échapper à ce fléau originaire, mais qui » soumis pendant de longues années à des » causes pernicieuses, telle qu'une mau- » vaise nourriture, l'abus des liqueurs » échauffantes, les excès de plaisirs, d'é- » tudes, de travaux insalubres, les affec- » tions de l'ame, les chagrins violens, les » habitations malsaines, les émanations » corrompues, finissent par s'imprégner de » miasmes qui ont une grande similitude » avec le *psora*, et qui cependant en dif-

» fèrent essentiellement, puisque les incom-
» modités qu'ils provoquent cessent naturel-
» lement si l'on vient à n'être plus exposé à
» ces causes pernicieuses. » C'est ce qu'il appelle les maladies *chroniques non véritables* ou *non miasmatiques*.

C'est ici que règne l'incohérence, la confusion, l'obscurité de ce nouveau système. Hahnemann n'est pas plus d'accord avec lui-même qu'avec ses disciples; là encore il fait voir dans toute sa nudité, le vice du nouveau système, si maladroitement élevé contre l'ancien.

Quant à ce principe *psorique* avec ou sans éruption cutanée, qu'Hahnemann prétend être une espèce de gale, et qu'il a nommé *psora*, en se servant du mot grec qui signifie gale ou rogne, ce n'est là qu'une chimère sans aucune espèce de réalité, et qui ne peut subir l'épreuve de l'expérience.

J'ai trouvé dans un grand nombre d'individus des affections chroniques héréditaires, telles que la phthisie, sans qu'il ait été possible de découvrir la moindre trace de principe galeux; d'un autre côté si le principe *psorique* était la cause *de toutes* les maladies *chroniques*, elles n'auraient jamais pu être susceptibles de guérison avant la découverte du *psora*, tandis que l'on voit tous les jours des maladies essentiellement *chroniques*, telles que la goutte, les cardialgies, les spasmes, l'hypocondrie, qui se guérissent sans l'usage des remèdes *antipsoriques*, et sans laisser après elles aucune incommodité qui puisse faire soupçonner l'existence de ce principe invétéré.

Dans les hôpitaux j'ai observé et traité un grand nombre de galeux; j'ai pu me convaincre que la gale avait tantôt une cause locale, tantôt une cause générale; j'ai remarqué, il est vrai, que cette maladie, traitée d'une manière inopportune, pouvait avoir des suites dangereuses, mais je n'ai jamais observé qu'après un traitement convenable, les individus qui avaient été une fois affectés de la gale, fussent sujets plus que tout autre aux maladies chroniques. Et certes, dans l'immense quantité de galeux, il se serait déclaré une mortalité effrayante si le *psora* était véritablement une tache *origi-*

nelle, une cause transmissible de maladies chroniques ; cependant on n'a jamais songé à les traiter par les voies homœopathiques ou *antipsoriques*.

Maintenant il nous semble qu'Hahnemann aurait dû prendre la peine de faire connaître au monde savant quel chemin il a suivi, à quelles indications il s'en est rapporté pour arriver à la découverte du *psora*, et à celle des remèdes homœopathiques antipsoriques ; dans une matière si grave il faut plus que la parole d'un homme pour inspirer de la confiance, il faut des raisons propres à convaincre l'intelligence, à confondre l'incrédulité.

Mais admettons un moment avec Hahnemann l'efficacité des remèdes *antipsoriques* contre certaines maladies *chroniques*, cela prouvera-t-il d'une manière suffisante que toutes les maladies chroniques proviennent du principe *psorique?* A ce compte, toutes les maladies qui sont guéries par le *mercure* auraient pour origine le principe *syphilitique*. Tous les jours on emploie contre la dyssenterie des préparations mercurielles ;

cependant il n'est venu à l'idée de personne, pas même à Hahnemann, de dire que la dyssenterie ait un principe syphilitique.

La même confusion et la même contradiction règnent dans la *thérapeutique antipsorique*. Hahnemann ne donne aucune explication rationelle sur la cause de l'efficacité de ses remèdes antipsoriques ; il n'indique en aucune manière pourquoi l'arsenic, le sublimé, la belladonne, etc., ne sont pas rangés au nombre de ces remèdes, pourquoi le *carbonate de chaux* et le *sel de cuisine* administrés à la trentième dilution, ont une puissance *antipsorique*, tandis que chaque jour dans l'eau que nous buvons, dans les alimens que nous consommons, nous absorbons des quantités de sel de cuisine et de carbonate de chaux plus ou moins diluées et triturées, sans le moindre effet produit sur nous.

La première base de toute guérison homœopathique, consiste dans la simplicité et l'unité du traitement; cependant Hahnemann avoue qu'une *même* maladie peut offrir l'exemple de la *syphilis*, de la *sycôsis* et du *psora* développés; si vous y ajoutez les suites que peut offrir l'abus du mercure, ce qu'Hahnemann appelle la *consomption mercurielle*, vous trouverez alors dans le même individu trois maladies *miasmatiques*, et une médicamenteuse. Adoptez donc avec cela un traitement *spécifique uniforme!* contradiction flagrante. Si les maladies *chroniques* n'avaient pour cause que le *psora*, et qu'il fût vrai qu'Hahnemann ait découvert un remède qui purge pour toujours de ce vice originel, nous pourrions donc nous préserver de toutes les maladies chroniques? Un homme purgé homœopathiquement du vice *psorique*, pourrait faire toutes les imprudences possibles, sans gagner une affection de poitrine. A qui les homœopathistes feront-ils croire de semblables absurdités?

Hahnemann prétend que l'emploi allopathique du soufre et des bains sulfureux est des plus pernicieux; cependant il est constant et avéré qu'une foule de maladies chroniques ne se guérissent que par l'usage des sources sulfureuses.

Quelques homœopathistes regardent les

eaux minérales comme les grands remèdes *antipsoriques;* d'autres veulent les employer en dilutions; d'autres prétendent que ce sont des médicamens *homœopathiques* naturels. Reconnaissez la vérité au milieu de toutes ces observations qui se heurtent et se contredisent !

Je déclare que je n'ai pas été, pour mon compte, heureux dans mes expérimentations *antipsoriques;* quelquefois j'ai obtenu des résultats satisfaisans, mais le plus souvent après avoir pris toutes les précautions imaginables, épuisé contre *les obstructions, l'hydropisie, les scrofules, spasmes, hémorrhoïdes, dartres, rhumatismes, phthisies, affections abdominales, catarrhes chroniques, etc.*, la série des remèdes *antipsoriques*, tels que soufre, zinc, phosphore, soude, etc., etc., j'étais forcé de revenir soit aux remèdes *allopathiques* ordinaires, soit aux remèdes homœopathiques simples.

Il m'est arrivé fréquemment, dans des maladies chroniques qui présentaient pour symptôme principal une éruption exanthématique, d'administrer des remèdes non antipsoriques, tels que la belladonne, le mercure soluble, l'or, et j'ai obtenu une guérison prompte et radicale, sans que jamais le malade ait éprouvé depuis, le plus léger ressentiment du mal qui l'affligeait auparavant.

Quand bien même on reconnaîtrait pour constante l'efficacité des remèdes *antipsoriques*, on ne pourrait encore se dissimuler que, presque toujours, ces médicamens seraient inopportuns, et qu'il faudrait donner la préférence aux remèdes *allopathiques* qui produisent des résultats tout aussi certains et bien plus prompts; car c'est bien à tort qu'Hahnemann prétend que l'homœopathie est la méthode la plus prompte de guérir. Le moyen le plus prompt! quand il faut rester quarante à cinquante jours pour connaître le résultat d'une dose homœopathique! En 1813, Hahnemann disait: « L'homme » malade ne peut se délivrer de sa maladie » d'une manière plus *prompte*, plus *facile*, » plus *sûre*, plus *certaine* et plus *durable* » que par les remèdes homœopathiques. » En 1828, Hahnemann disait : « La durée

» d'une cure d'une maladie chronique invé-
» térée peut être de *un à deux ans.* » Quel est le malade qui, même dans une affection non douloureuse, aura la patience de supporter un traitement aussi long, aussi insensible? S'il est arrivé que l'on n'ait pas parfaitement choisi le médicament convenable, quel temps précieux inutilement perdu! Est-il un médecin consciencieux qui, en présence d'accidens pressans, attende stoïquement la fin de l'aggravement homœopathique? Quel est le malade qui, en proie à des souffrances aiguës, se contentera de *respirer une nonpareille humectée d'une dilution quelconque* d'Hahnemann, quand la méthode allopathique offre les moyens de calmer immédiatement la souffrance? Pour se soumettre à un pareil régime, il faudrait être doué de toute la force d'ame du patriarche Job ou du philosophe Zénon.

Récemment encore, Hahnemann a admis l'adjonction d'un moyen *allopathique* au traitement *antipsorique* des maladies chroniques opiniâtres dans les organes délicats, dans ceux surtout où les nerfs sont multipliés, par exemple, les maladies des yeux ; il fait appliquer sur le dos du malade un emplâtre de *poix de Bourgogne* et de *térébenthine:* c'est, dit-il, un moyen d'exciter une réaction *antipsorique* sur une plus grande superficie cutanée, et par conséquent de diminuer l'influence morbide du *psora* dans les organes affectés. Et cependant peu de temps auparavant, dans plusieurs endroits de ses ouvrages, il s'élevait avec sa véhémence ordinaire « contre toute influence médicamenteuse extérieure, telle que les odeurs, » les parfums, les poudres dentifrices, et généralement contre l'emploi de tout médicament extérieur, particulièrement contre » les emplâtres de *poix de Bourgogne,* parce » qu'il ne faut jamais compter sur l'éruption qu'ils provoquent, pour faciliter la » guérison du vice psorique. »

Naguère encore il recommandait dans les phthisies purulentes, de n'administrer les doses *antipsoriques* que tous les 40 ou 50 jours; maintenant il prétend que la phthisie purulente est une série d'accès courts et fréquens de catarrhes aigus, et d'une nature *psorique*. Il recommande de renouveler la dose *antipsorique* à chaque nouvel accès, ou pour mieux dire de sentir modérément, de moment en moment, une nonpareille humectée d'un *antipsorique* à une dilution convenable; il y ajoute la recommandation d'une abstinence complète du sel, et l'application d'un emplâtre de poix de Bourgogne.

Nous ne pousserons pas plus loin cette nomenclature des inconséquences, des contradictions, des absurdités, du chef de l'école homœopathique; le désordre est tel dans les rangs de ses disciples, qu'ils ne savent plus quelle règle suivre, quelle bannière adopter; c'est un *sauve qui peut* général; et quand on songe qu'après tant de contradictions, Hahnemann ose finir son traité par ces recommandations solennelles : « Si » vous voulez vous montrer dignes de la » grande et sublime vocation de l'homœopa- » thie, évitez toute souillure de *l'allopathie*, » consultez uniquement les symptômes des » maladies; celui qui suivra le plus reli- » gieusement mes doctrines sera *le plus cher*

» *à mon cœur, et s'honorera lui-même,* il trouvera sa récompense dans une conscience pure et heureuse. »

En vérité on ne sait lequel admirer davantage, ou de l'imperturbable confiance du maître, se glorifiant et se béatifiant, ou de la crédulité et de la simplicité des disciples, s'humiliant et acceptant comme vérités ce tissu d'erreurs et de mensonges.

Et c'est au dix-neuvième siècle que l'on prêche dans la science l'abnégation de soi-même et de son intelligence, que l'on déploie un étendard d'émancipation et de libéralisme, en invoquant une telle absurdité et une foi sans réflexion à la parole d'un homme !

DANS QUELS CAS

CONVIENT-IL D'EMPLOYER LE TRAITEMENT

DE LA

MÉTHODE HOMŒOPATHIQUE ?

L'expérience m'a démontré et m'a donné la conviction que le traitement homœopathique convient principalement, et produit les plus heureux effets chez les personnes douées d'une *sensibilité et d'une irritabilité extrêmes*: Je l'emploie généralement avec le plus grand succès chez les enfans, et cela tient à la prodigieuse *susceptibilité de leurs organes*; j'ai remarqué combien les enfans étaient plus difficiles à traiter par la méthode allopathique, que les grandes personnes ; la plupart du temps on a une grande peine à leur faire dire ce qu'ils éprouvent, et il est quelquefois impossible, de leur faire prendre des médicamens à doses tant soit peu grandes; les remèdes ordinaires, d'ailleurs, produisent souvent chez eux des symptômes aussi fâcheux qu'imprévus; on vient toujours à bout, au contraire, de leur faire avaler les doses homœopathiques, qui m'ont, la plupart du temps, donné des résultats satisfaisans.

Il est aussi beaucoup de personnes *qui éprouvent une répugnanee invincible pour un grand nombre de médicamens,* et même pour tous généralement; il en est d'autres qui, malgré cette profonde aversion, ont assez de raison et d'empire sur elles-mêmes pour avaler les remèdes, mais qui ne peuvent les supporter, ou bien les rejettent avec douleur, ou les remèdes absorbés leur causent des souffrances réelles, et produisent des symptômes véritablement alarmans. Dans tous ces cas il n'y a pas à balancer, et il est hors de doute que ces personnes sont aptes à être traitées homœopathiquement. Les dilutions rencontrent des organes assez éveillés, assez délicats, pour recevoir avec avantage l'action homœopathique. Alors tous les phénomènes de cette méthode se développent dans leur plénitude; le médecin suit de l'œil tous les progrès du traitement, et voit promptement arriver la guérison.

Je n'en citerai que quelques exemples :

M. N***, âgé d'environ 40 ans, d'une grande taille, d'une constitution maladive et irritable, avait eu toute sa vie une légère disposition aux rhumatismes : il était presque toujours sujet à une constipation opiniâtre, avait bon appétit et mangeait modérément ; mais fréquemment après son dîner il se trouvait pris de douleurs dans l'une ou l'autre partie de l'abdomen : ce n'étaient précisément pas des coliques, mais une sensation toute particulière, qui le mettait dans une agitation insupportable. J'essayai successivement divers traitemens ; ayant égard à son extrême irritabilité, je prescrivis un 8me, un 20me et même un 32me de grain d'ipécacuanha, un 10me de jusquiame, un 16me de soufre, un 8me et même un 16me de kinine ; mais loin d'obtenir du soulagement, je ne faisais qu'irriter le malade et provoquer des symptômes qui devenaient inquiétans. Je me décidai à faire usage des doses homœopathiques, et j'eus la satisfaction d'arriver à une guérison complète en très-peu de temps.

Je traite en ce moment deux dames qui sont douées d'une telle susceptibilité nerveuse, que le médicament le plus inoffensif les met dans des états affreux.

La première est une jeune personne d'une assez bonne constitution, et chez laquelle les dispositions de l'esprit sont développées au plus haut degré; mais elle est douée d'une telle délicatesse, et d'une telle susceptibilité d'estomac, que lorsqu'elle éprouve la moindre indisposition, il est impossible de lui prescrire les doses les plus minimes que l'on administre ordinairement; ou le médicament est rendu tel qu'il a été pris, ou s'il parvient à être absorbé, la jeune personne éprouve pendant plusieurs heures des espèces de convulsions, des spasmes, qui jettent l'effroi dans la famille; c'est un sujet sur lequel l'allopathie épuiserait en vain toutes ses ressources. Les doses homœopathiques la calmèrent immédiatement, et lui rendirent la santé.

La seconde est une dame âgée de 72 ans, sujette aux faiblesses nerveuses, et affligée toute sa vie d'un grand relâchement dans les voies intestinales. Appelé à lui donner mes soins, j'essayai d'abord un grain de rhubarbe, puis un 8me d'opium, un 20me d'ipécacuanha, un 16me de quinine, etc. : je n'obtins aucun succès. Dans une crise nerveuse, je lui fis prendre alternativement, d'heure en heure, une très-petite quantité d'une poudre composée d'un demi-gros de sucre, d'un grain d'extrait de jusquiame et d'une seule goutte d'Hoffmann; je ne fus pas plus heureux: contre une autre faiblesse nerveuse générale, accompagnée d'irritation et de grand épuisement des forces, j'ordonnai quelques cuillerées à café de sirop de quinquina; je vis augmenter les spasmes nerveux, l'estomac se gonfla violemment; je fus obligé de cesser toute prescription médicamenteuse. Ayant ainsi épuisé successivement les ressources de l'allopathie, j'étais convaincu que l'organisation particulière de ma malade était incompatible avec les procédés de la médecine ordinaire. J'appelai Hahnemann à mon aide; jugez de ma surprise en voyant que le millionième et le billionième d'un remède approprié produisent encore de l'agitation et de l'irritation : je me décidai alors à employer le décilllionième du même remède ; dès ce moment tous les symptômes disparurent : je ne donne plus maintenant à cette dame que des doses homœopathiques, et j'obtiens toujours un résultat prompt et satisfaisant.

La méthode d'Hahnemann doit donc être de préférence appliquée sur les sujets des deux sexes qui sont doués d'une constitution éminemment nerveuse et irritable : le succès est certain, tandis que j'ai vu les plus funestes effets résulter pour eux de la persistance dans les voies allopathiques.

L'homœopathie est d'une heureuse application dans *presque toutes les maladies purement nerveuses*, dans les états maladifs, dans ces altérations de la santé qu'on ne peut trop définir ni saisir, et qui proviennent de maladies négligées, de dépérissement, d'excès de tous genres, de violentes émotions physiques ou morales ; dans les maladies qui affligent l'homme à certaines périodes de sa vie, dans les grossesses, à l'époque de la dentition, de la puberté, de l'âge critique.

Généralement, dans tous ces cas, l'allopathie m'a paru infructueuse, quelquefois même dangereuse, tandis que l'homœopathie m'a toujours donné de bons résultats.

Il existe une foule de petites incommodités, provenant, la plupart du temps, de la sensibilité nerveuse, telles qu'un mouvement oscillatoire des paupières, des embarras de gosier, des impressions de froid dans certaines parties du corps, la sensation d'un cheveu dans la bouche, pour lesquelles la médecine ordinaire se trouve entièrement dépourvue de moyens curatifs. On souffre souvent toute la vie de ces misères, qui dégénèrent en véritables infirmités chroniques. Un traitement homœopathique bien suivi parvient toujours à délivrer de ces petites maladies.

J'ai aussi très-souvent fait usage de remèdes homœopathiques, *seulement dans le but de combattre des symptômes particuliers, désagréables ou douloureux dans toutes les maladies chroniques anciennes ou invétérées* et, pour ainsi dire, invincibles, surtout chez des personnes d'un âge déjà avancé, d'un tempérament faible, d'un caractère difficile à traiter, d'un esprit préoccupé, ou même lorsqu'aucune cause de la maladie n'a pu être découverte.

L'homœopathie peut encore être employée avec succès au *commencement des maladies aiguës* parcourant des périodes régulières, et qui ne sont accompagnées d'aucuns symptômes dangereux. Dans ces maladies, avant qu'elles aient pris leur développement et lorsque les premiers symptômes tels que frissons, abattement d'esprit, pesanteur de tête, faiblesses générales commencent à paraître, j'ai vu fréquemment la maladie prévenue et arrêtée dans son cours par une dose homœopathique convenablement ordonnée, quand certainement les doses ordinaires n'auraient fait qu'aggraver le mal.

L'homœopathie se recommande encore par cet avantage que, si les remèdes sont suivis de soulagement, ce soulagement est prompt et sans aucun effet secondaire, par exemple, de faiblesse, de fatigue de digestion, d'amaigrissement, etc.

J'ai employé avec un succès surprenant l'homœopathie là où, peu auparavant, des doses fortes ou ordinaires de remèdes avaient été administrées inutilement.

J'ai remarqué que les remèdes homœopathiques opèrent plus fortement chez des personnes auxquelles peu auparavant, des vésicatoires ou des cautères ont été posés.

Dans un grand nombre de cas de maladie, j'ai mis en usage tour à tour, suivant les circonstances, tantôt des remèdes allopathiques, tantôt des remèdes spécifiques homœopathiques, et j'en ai tiré un succès très-remarquable; quelquefois j'employais simultanément, extérieurement et intérieurement, des remèdes allopathiques et homœopathiques, là où l'application d'une seule méthode ne paraissait pas réussir.

QUEL RANG

L'HOMŒOPATHIE

DOIT-ELLE TENIR DANS LA MÉDECINE?

J'ai déjà émis mon opinion à cet égard. L'homœopathie refuse d'admettre tout moyen de guérison, qui n'est pas conforme à son système; pour elle, périsse le malade plutôt qu'un principe : pour moi, avant tout, le premier soin est de soulager et de sauver mon malade, n'importe par quelle méthode, *allopathique, antipathique,* ou *homœopathique;* celle que l'expérience m'a appris être la plus efficace, est celle que je préfère.

Un médecin qui affectionne exclusivement un système, me semble aussi peu excusable qu'un général d'armée qui ne voudrait faire la guerre qu'avec de la cavalerie ou de l'infanterie, parce que dans maintes occasions, le gain d'une bataille a été décidé par l'une ou l'autre de ces armes. *Le plus habile est celui qui profite le plus adroitement des circonstances et des localités,* et qui emploie de préférence l'arme la plus décisive. Il en est de même en médecine ; le praticien qui voudra s'astreindre à un seul système, se trouvera en défaut dans bien des cas, tandis que celui qui aura à sa disposition différens moyens, et qui en fera la meilleure application, obtiendra les succès les plus nombreux dans la pratique.

Que voulez-vous faire avec les doses homœopathiques, réduites à des fractions infiniment petites et administrées à de longs intervalles de temps, lorsque la maladie précipite sa marche avec une effrayante rapidité? Attendrez-vous des semaines entières, des mois quelquefois, pour observer les symptômes et les effets d'une dose au décillionième? Le médecin restera-t-il inactif, laissant son malade en proie à la souffrance, et à l'incertitude de savoir si le remède qu'on a administré a été convenablement choisi, ce qui ne peut se décider qu'après la révolution complète des symptômes? Remarquez que certaines doses demandent cinq et six semaines, et même plus, pour développer tous leurs symptômes; et si alors vous découvrez que vous n'avez pas administré le remède précisément convenable, vous aurez donc perdu un temps précieux, vous aurez épuisé en pure perte les forces et la patience de votre malade.

Certes, c'est une grande faute que d'accabler le malade par trop de remèdes, qui ne font souvent qu'empirer sa position; c'est un crime de tuer le malade par le remède; mais le crime est-il moins grand de le tuer par inaction ou par défaut de secours? Cet inconvénient de la méthode homœopathique est d'autant plus grave et plus fréquent qu'il règne encore une grande incertitude, une épaisse obscurité, dans les effets constatés des remèdes homœopathiques, et qu'au dire d'Hahnemann, *le choix du remède convenable est extrêmement difficile à faire, même pour l'homme le plus exercé dans l'observation des symptômes morbides et des symptômes produits par l'emploi des médicamens,* parce qu'il arrive souvent une complication de symptômes qui rencontre des analogues dans différens remèdes, ce qui fait que le praticien se trouve dans le plus grand embarras, n'ayant aucun motif de donner la préférence à tel médicament sur tel autre.,

Il n'est donc pas de médecin sage et expérimenté qui, tout en reconnaissant la vertu des doses homœopathiques, ne donne dans une circonstance urgente la préférence à un remède allopathique dont l'expérience lui aura révélé l'efficacité : il y trouvera en outre l'avantage de savoir promptement s'il a bien ou mal saisi la nature du mal, et de pouvoir réparer en très-peu de temps son erreur, si par malheur il s'est trompé dans l'emploi du médicament.

Les homœopathistes méprisent toute espèce de *palliatif*, et par conséquent quelque aiguës que soient les souffrances du malade, ils le laissent stoïquement en proie à la douleur, plutôt que de lui administrer un *antidote ou un calmant* qui lui procure un instant de soulagement : cela dérangerait, disent-ils, la marche de la cure homœopathique, et il deviendrait impossible de distinguer les symptômes du remède palliatif d'avec les symptômes du remède radical.

Cependant il s'en faut de beaucoup que la théorie homœopathique soit solidement établie dans ses principes et dans ses conséquences, car l'expérience démontre que des remèdes dont on attendait des effets conformes aux précédens constatés par la méthode, développent des symptômes tout opposés et même quelquefois n'en développent pas du tout; il faut donc recommencer de nouveaux essais tout aussi incertains, tout aussi problématiques que les premiers, etc. Le traitement allopathique, au contraire, dans les maladies chroniques surtout, lors même qu'il n'est pas tout-à-fait convenable, occasionne au moins dans l'état du malade quelques changemens qui peuvent éclairer de nouveau le médecin, tandis que le traitement homœopathique, s'il n'opère pas l'amélioration graduelle, laisse dormir le mal, sans donner au médecin aucun moyen de sortir de l'incertitude où il est plongé.

Il existe en outre certaines maladies, les

fièvres intermittentes par exemple, pour la guérison desquelles la médecine homœopathique est obligée souvent de se reconnaître impuissante et dépourvue de toute efficacité.

L'expérience m'a démontré, dans plus d'une circonstance, que les doses homœopathiques opèrent une amélioration immédiate, et produisent la guérison sans aucune réaction; mais aussi j'ai fréquemment éprouvé qu'elles ne provoquaient aucun effet sensible, ou qu'après avoir commencé à opérer une légère amélioration, elles devenaient tout à coup impuissantes et inefficaces; j'étais bien alors obligé d'en revenir à la méthode ordinaire. Hahnemann m'objectera sans doute que l'harmonie homœopathique, dans la préparation que j'employais, était ou détruite ou mal observée : je pourrais lui répondre que dans ces divers cas le traitement allopathique m'a parfaitement réussi sans aucun inconvénient pour le malade; donc l'homœopathie n'est pas et ne sera jamais un système général et exclusif, puisque l'on peut réussir par d'autres moyens.

Une expérience non pas d'hier, mais de plusieurs années, une comparaison attentive et consciencieuse, m'ont convaincu que la médecine rationelle, conforme aux documens de la science, aux enseignemens de l'expérimentation et de la prudence, était d'un usage *plus général, plus efficace que la médecine homœopathique;* après cela si on veut parler de *cette médecine allopathique pratiquée* par des ignorans, par des *charlatans* ou des *empiriques* qui se bornent à prescrire dans toutes les maladies des moyens et des remèdes ou violens ou dépourvus de toute influence curative, ou bien qui, grossoyant inconsidérément mille ordonnances et épuisant tout le formulaire du code pharmaceutique, ne font autre chose qu'ajouter une maladie à celle dont le malade est déjà affligé ; ah! plutôt que de vous soumettre à cette méthode barbare, pauvres patiens, qui n'avez pas le choix d'un médecin sage et éclairé, d'un véritable allopathiste, ne balancez pas à vous mettre entre les mains de l'homœopathie : elle sera toujours moins cruelle, moins meurtrière, plus conforme aux lois de la nature ; vous aurez toujours plus de chance de guérison.

Le médecin rationel donne habituellement la préférence à la méthode ordinaire, parce qu'il est plus sûr de ses résultats, parce que c'est un instrument qui lui est plus familier; mais toutes les fois que la médecine ordinaire sera dangereuse, insuffisante ou inerte, il ne balancera pas à faire usage de l'homœopathie. Ainsi, par exemple, dans beaucoup de maladies nerveuses aiguës, soumises à des périodes régulières et prévues, où l'emploi des remèdes énergiques pourrait être dangereux, il essayera volontiers les doses homœopathiques; il le fera également dans les maladies chroniques invétérées qui se sont montrées rebelles au traitement ordinaire: mais dans les maladies qui offrent une complication de symptômes graves ou menacent d'un péril urgent, dans les cas d'*hémorrhagie*, d'*asphyxies*, de *convulsions*, d'*asthme suffocatif*, de *croup*, de *violentes coliques* et autres analogues, le médecin éclairé n'ira pas confier le salut de son malade à une dose homœopathique qui aura certainement un effet moins prompt que le mal; d'ailleurs il est toujours difficile, si l'aggravation des symptômes a lieu, de distinguer si elle provient du remède ou de la maladie.

La médecine ordinaire a plus d'une ressource, elle peut arriver à son but par diverses voies, tandis que, d'après son propre aveu, l'homœopathie ne connaît qu'une seule manière d'opérer la guérison, c'est de mettre la main sur le médicament qui provoque des symptômes semblables à ceux de la maladie qu'on veut guérir. On ne se résigne pas facilement à restreindre les limites de l'art, à renoncer à des procédés sûrs qui, dans différens cas, ne laissent au praticien que l'embarras du choix, et qui, presque toujours, assurent le soulagement et la guérison du malade. Il faut au besoin savoir agir aux dépens de quelques organes d'une importance secondaire, qui n'ont à souffrir qu'un léger dérangement, pour opérer une réaction salutaire et sauver des organes plus précieux, sérieusement menacés et prêts à succomber; par exemple, par les *vésicatoires* et autres exutoires, les *purgatifs*, les *vomitifs*, les *émissions sanguines*, etc.

Que peut encore la méthode homœopathique dans toutes les maladies où il existe une *véritable faiblesse musculaire?* Par exemple, après une abondante perte de sang, après des excès de travail ou de plaisir, après une diète rigoureuse, après l'épuisement d'une longue maladie, etc., un millionième, un billionième d'une substance quelconque, répareront-ils l'épuisement de la nature, ou produiront-ils le même effet que le vin, le bouillon, la viande, les fortifians intérieurs et extérieurs?

L'homœopathie ne m'a jamais réussi auprès des *vieillards;* elle ne m'a jamais procuré de soulagement dans les nombreuses *infirmités* qui les affligent, ni pu réparer la débilitation générale qui se fait sentir à cet âge: il est probable que leur organisme n'est plus doué de cette susceptibilité qui est nécessaire pour percevoir les doses homœopathiques; tandis que le vin, le quinquina, les confortans de tout genre, m'ont donné d'heureux résultats.

J'ai également trouvé l'homœopathie impuissante dans les *maladies cachectiques invétérées*, telles que la *syphilis*, l'*hydropisie*, les *scrophules*, *obstructions* accompagnées de désorganisation, etc.; n'était-il pas de mon devoir de renoncer dans ces cas à une méthode qui me refusait des résultats heureux, qui ne donnait pas signe d'action, pour recourir à des procédés dont l'expérience m'a cent fois démontré l'efficacité certaine et immédiate?

Dans différens cas de *lésions accidentelles* où le chirurgien n'a pas besoin d'opération manuelle, et doit s'en tenir à la pratique médicale, le traitement homœopathique est souvent dangereux par son inertie; si l'on n'a pas recours aux prescriptions de la méthode *antipathique* ou *dérivative*, la lésion, loin de marcher à la guérison, s'empire et s'aggrave.

Un médecin appelé, par exemple, pour soigner une *ophthalmie traumatique* avec sugillation de sang, donnera-t-il, au lieu de faire mettre le malade au lit, de le tenir dans le repos et l'obscurité, d'employer successivement des fomentations froides, des sangsues, des vésicatoires, l'usage du calomélas et de la jusquiame ; donnera-t-il, dis-je, la préférence à la méthode homœopathique, en administrant une goutte d'*aconit* au *trillionième?* Qu'en arrivera-t-il? ce trillionième d'*aconit* ne produira aucun mal ; mais, pendant cette inaction, la lésion organique empirera, l'inflammation surviendra, l'organe visuel sera entièrement détruit, l'œil enfin s'atrophiera.

Dans une *hernie étranglée,* me bornerai-je à ordonner une dose de *noix vomique* ou autre médicament au *décillionième,* avec la ferme confiance que les accidens se calmeront et que l'hernie *rentrera d'elle-même?* Non, assurément : et quand même j'aurais la conviction que le *décillionième de noix vomique* finirait par opérer heureusement, je donnerais la préférence à un procédé plus prompt et tout aussi certain.

L'allopathie, avec ses remèdes *spécifiques, palliatifs et dérivatifs,* est incontestablement plus fertile en ressources que l'homœopathie avec son unique et lente méthode : il est faux qu'elle secoure la partie malade toujours aux frais et dépens d'organes secondaires; seulement il peut lui arriver d'agir sur les organes secondaires pour opérer une heureuse diversion.

Je fus appelé à donner des soins à une dame de trente-six ans, qui souffrait depuis long-temps de *douleurs de poitrine* extrêmement opiniâtres, accompagnées de coliques parfois aiguës. J'essayai la méthode homœopathique : je fis suivre à la malade un régime convenable; j'ordonnai ensuite, aux intervalles prescrits, des dilutions de *mercure soluble*, de *pulsatille*, de *soude*; j'épuisai successivement avec prudence un grand nombre de remèdes homœopathiques : je n'obtins pas le moindre résultat, et je fus obligé de renoncer à un traitement aussi impuissant; je recourus alors aux moyens *allopathiques*, et en quinze jours la malade fut délivrée de tous ses maux.

J'ai eu à traiter une dame affligée d'un gonflement au palais, lequel suppurait parfois : pendant une année cette dame subit un traitement homœopathique avec l'*arsenic*, le *charbon*, la *belladonne*, etc.; le gonflement n'avait pas diminué d'une ligne : je prescrivis l'usage *allopathique* du *muriate d'or*, et en quelques semaines la malade parvint à une guérison complète.

Une autre dame, d'une constitution faible et nerveuse, était incommodée depuis sa jeunesse *d'hémorrhoïdes*, d'une *extrême sensibilité du bas-ventre* accompagnées d'une *constipation* presque continuelle. On eut recours au traitement homœopathique pour a délivrer de cette faiblesse abdominale, la malade observa un régime diététique très-sévère, les doses homœopathiques furent attentivement choisies et administrées, mais après un long traitement il n'en résulta pas le moindre effet sensible ; j'ordonnai l'usage d'une eau minérale gazeuse ferrugineuse, du café de gland de chêne, d'eau froide pour boisson et injections dans le *rectum*; ses fonctions digestives se rétablirent parfaitement ainsi que la liberté complète de l'abdomen ; cette dame fut radicalement guérie.

Combien de fois arrive-t-il que les plus fervens homœopathistes ont recours aux procédés usuels de la médecine ordinaire? Dans lès cas urgens, il en est très-peu qui osent prendre la terrible responsabilité de négliger les voies certaines et promptes de l'*allopathie,* pour attendre le résultat d'une dose *homœopathique* qui, d'après leur propre aveu, ne pourrait produire d'effet que lorsque le malade serait depuis long-temps en terre. Hahnemann lui-même a été obligé de convenir que, dans certains cas assez nombreux, il fallait recourir aux moyens *antipathiques*. C'est ainsi qu'il recommande dans la *rougeole,* dans les *fièvres ardentes* accompagnées de *points de côté,* de soumettre le malade à une *température froide;* qu'il permet l'usage *des bains chauds* dans les cas *d'empoisonnement par l'opium* : il reconnaît que le *camphre* est un excellent *palliatif* contre la *grippe,* et le recommande même comme un des *préservatifs* les plus puissans contre le *choléra asiatique;* il ne peut nier l'efficacité des *commotions électriques* pour la guérison des *paralysies*. Dans les cas d'asphyxie par la foudre, par la strangulation, par immersion, est-ce à des doses *homœopathiques* qu'Hahnemann a recours? Non, certainement; il faut qu'il fasse comme nous, qu'il emploie les moyens *excitans*, les *secousses électriques*, les *frictions*, etc., autrement, il ne rappellerait pas un seul mourant à la vie. Acculé à des faits aussi puissans, aussi positifs, Hahnemann est forcé de rendre hommage à la vérité.

Il ne faut pas s'abstenir des remèdes *palliatifs*, parce que des médecins ignorans en font un abus, pas plus qu'il ne faut proscrire les *remèdes spécifiques*, parce que les *homœopathistes* en font un usage exagéré. Sans doute ces derniers sont d'un effet plus général et d'un rang plus élevé dans la médecine que les remèdes *antipathiques*, mais il ne faut pas croire que l'usage de ceux-là soit borné au petit nombre de cas admis par Hahnemann.

La médecine n'a pas toujours le privilége de pouvoir arriver à la guérison ; trop souvent, hélas ! elle reconnaît avec désespoir que ce noble but lui est interdit ; elle n'a plus d'autre soin que de calmer et d'apaiser la souffrance. Devant les progrès et les ravages lents, mais assurés, d'un *squirrhe* à l'*estomac* ou *à la matrice*, d'une *phthisie pulmonaire*, ou encore en présence des accès de *l'hydrophobie* ou du *tétanos*, etc.; après quelques essais de moyens désespérés, est-ce à l'homœopathie que le médecin ira demander ses dernières et faibles ressources? Non, sans doute, il sent trop bien qu'elle est impuissante à donner au patient une heure de calme, une minute de répit au milieu de son martyre, tandis qu'il est bien certain que quelques doses élevées de *jusquiame* ou d'*opium* jetteront sur les épaules du malade le manteau d'une bienfaisante torpeur.

Hahnemann a remarqué que les moyens *palliatifs* dans les cas d'asphyxie, aussitôt qu'ils avaient éveillé la sensibilité et l'irritabilité physique, suffisaient pour rendre à tous les organes vitaux leur activité et leur fonctionnabilité normales. L'expérience m'a démontré que ce phénomène se reproduit dans une foule d'autres cas où l'on fait usage des remèdes *antipathiques*. Ils opèrent une réaction qui non-seulement rend les organes affectés à la régularité de leurs fonctions, mais encore les délivre complètement de la cause morbide qui les afflige.

Les remèdes *antipathiques* sont encore d'un excellent effet dans ces *indispositions subites* qui n'ont pas de causes anciennes, ou bien profondes. Une tasse de thé ou de café, l'usage de quelques aromates, de gingembre ou de petites oranges vertes, connues sous le nom de Chinois, suffisent pour faire passer les faiblesses d'estomac qui sont le résultat d'une indigestion : il m'arrive journellement de calmer avec quelques grains d'extrait de jusquiame ou quelques gouttes d'opium, une foule de douleurs aiguës qui surviennent brusquement et sans causes déterminées ; le soulagement s'opère à l'instant, et les douleurs ne reparaissent plus : je ne dois cet heureux résultat qu'à l'espèce de révulsion produite par l'opium, révulsion assez puissante pour remettre l'organisme dans son état normal. Avec les dilutions, la cure homœopathique n'arriverait qu'après la cessation naturelle du mal.

Dans un cas d'*indigestion*, lorsque vous

trouvez un estomac surchargé de matières en décomposition et d'humeurs épaisses, parce qu'il plaît à Hahnemann et à quelques-uns de ses adeptes, d'ériger l'homœopathie en système exclusif et général, irez-vous donner un billionième ou un décillionième de quelque substance que ce soit, qui justement à cause de la présence des matières étrangères qui remplissent l'estomac, ne pourra opérer aucune action individuelle, tandis que vous avez la puissance si simple, si positive, si pénétrante du *vomitif?*

Il n'y a pas de milieu : quand Hahnemann veut être conséquent avec lui-même, quand il veut persévérer à faire de sa grande et belle découverte un nouvel art médical, un système général et exclusif, déraciner la médecine rationelle, il faut qu'il soit *homœopathiste* jusqu'à la témérité, jusqu'à l'homicide, qu'il n'emploie que les doses *homœopathiques* dans les cas les plus urgens, sans jamais avoir recours à aucun des moyens *antipathiques*. S'il en admet l'emploi dans un seul cas, pourquoi ne l'admettrait-il pas dans d'autres ? Pourquoi repousse-t-il si opiniâtrément l'application des *sangsues*, et en général toutes les *émissions sanguines*, même dans les cas d'*inflammation véritable* des organes ? N'est-ce pas parce qu'il ne se trouve plus serré d'aussi près par l'argument irrésistible de la mort, qui vient frapper de sa faux d'airain la fragile élévation de son système ? Est-ce parce qu'il espère gagner du temps ? Son malade échappera peut-être, mais il souffrira beaucoup plus long-temps que s'il avait été traité par *l'allopathie*. Le système n'aggravant pas le mal, et le mal n'étant pas mortel, la nature sera assez puissante pour opérer la guérison ; mais alors ne venez pas nous dire que votre méthode est la manière de guérir *la plus sûre, la plus prompte et la plus durable*.

Du reste, plusieurs homœopathistes très-distingués ne partagent pas l'opiniâtreté d'Hahnemann relativement aux *émissions sanguines ;* ils reconnaissent comme moi que les remèdes homœopathiques, par exemple les dilutions d'aconit, de mercure et autres, ne sont d'aucune efficacité dans les *inflam-*

mations aiguës véritables accompagnées d'altération dans la matière organique; qu'il est nécessaire de pratiquer une *saignée locale ou générale,* sous peine de produire une grave altération dans l'organisme, et même de mettre la vie en danger. Si Hahnemann reconnaît l'efficacité de l'*aconit* dans les maladies cutanées *aiguës,* dans la *pneumonie,* et qu'il en trouve la raison dans la diminution *antipathique* de la *chaleur,* comment peut-il nier le résultat absolument *identique* de la saignée, dont l'effet est d'abaisser la chaleur qui entretient l'inflammation des organes, en diminuant la masse sanguine dont l'abondance excite l'action inflammatoire?

Comment Hahnemann pousse-t-il l'inconséquence paradoxale jusqu'à nier l'efficacité des émissions sanguines dans un très-grand nombre de cas? La nature se charge elle-même de lui donner un démenti éclatant, puisque nombre d'individus ne doivent la cessation de violentes douleurs céphalalgiques, par exemple, qu'à des saignemens de nez, et qu'à un flux hémorrhoïdal. La santé d'une bonne moitié du genre humain, n'est-elle pas soumise à une perte périodique de sang, puisque la suppression des pertes mensuelles est une cause générale de dérangement de santé chez les femmes.

Dernièrement encore je fus appelé en toute hâte pour un cas d'*apoplexie sanguine* chez un homme âgé, mais robuste et d'une *constitution sanguine ;* la maladie était causée par des excès de table. Hahnemann aurait probablement ordonné une dilution *d'aconit, de belladonne ou de noix vomique* et probablement aussi le malade ne se serait jamais réveillé de son apoplexie; je pratiquai une *saignée,* j'ordonnai une application de sangsues au cou et derrière les oreilles, je lui fis administrer quelques lavemens *purgatifs;* le cerveau fut à l'instant même dégagé, et le lendemain mon malade était sur pied.

Hahnemann blâme amèrement l'usage de *l'opium.* Je serais d'accord avec lui s'il n'en interdisait que l'usage immodéré et intempestif; je sais bien que la durée de son effet est limitée, que les souffrances reparaissent après que son action a cessé, et que, pour enlever de nouveau les douleurs, il en faut donner de plus fortes doses qui perdent bientôt toutes leurs vertus si elles sont répétées trop souvent. Mais, habilement ménagé, ce remède est un excellent *palliatif* qui calme toujours l'impatience des malades et donne le temps d'appliquer les grands moyens *spécifiques;* il est en ce sens d'un secours bien efficace dans les affections spasmodiques, les névralgies, les cardialgies, les tranchées nerveuses, etc.

En présence de pareils faits, je ne pourrai jamais reconnaître l'efficacité exclusive de la *méthode homœopathique;* je l'emploierai toutes les fois que je croirai pouvoir en tirer d'heureux résultats, mais je ne répudierai pas, je ne jetterai pas à mes pieds les puissantes ressources de soulagement et de guérison que m'a enseignées la *méthode rationelle.*

Oui, la puissance homœopathique existe, je l'ai sentie, reconnue, éprouvée, je ne puis la nier; mais l'allopathie, *la bonne, la véritable allopathie,* n'est ni une chimère, ni une erreur.

Oui, la puissance motrice de la vapeur

est incontestable; mais qui s'aviserait pour cela de nier la puissance du vent du nord ou de l'ouest? Les pyroscaphes couvrent nos fleuves et nos côtes, mais ils ne renoncent pas pour cela à élever une voile à côté de leur tube fumivore, lorsque le vent souffle du bon côté.

Hahnemann devrait se contenter d'avoir rendu un immense service à l'art et à l'humanité, sans prétendre à la gloire futile de fondateur d'un système périssable. Pourquoi nier la puissance des faits? pourquoi méconnaître la vérité? Un entêtement aussi insensé, un aveuglement aussi étrange est indigne d'un esprit vaste et élevé comme celui d'Hahnemann.

Il faut bien le reconnaître, l'homœopathie est loin d'avoir tenu toutes les promesses brillantes qu'elle avait si pompeusement prodiguées; bien des espérances ont été trompées, et plus d'un homme de bonne foi a dû y trouver d'amères déceptions. Qu'Hahnemann ne vienne pas dire que c'est que l'on n'a pas su reconnaître les véritables symptômes de la maladie, ou que l'on n'a pas su appliquer un remède provoquant des symptômes semblables; car tous les *insuccès* de l'allopathie peuvent à plus forte raison se rapporter aux fautes ou à l'ignorance du médecin, qui n'aurait pas manqué d'obtenir la guérison du malade s'il avait su discerner le véritable caractère de la maladie et la traiter d'une manière convenable.

Hahnemann jette l'anathème sur tout médecin éclairé qui, même après une longue étude théorique et pratique de l'homœopathie, reconnaîtra son insuffisance au pied du lit du malade. Ce médecin, diront les homœopathistes, n'a pas assez de foi, il ne connaît pas assez profondément notre méthode, il ne sait pas choisir les remèdes convenables, il n'administre pas des doses élevées à une puissance assez énergique, etc.

Assurément ma foi est loin d'être complète; car, pour moi, la parole de l'homme et surtout de l'homme systématique et passionné, n'est pas une autorité suffisante, et je ne crois qu'aux faits de l'expérience. Suivez-moi donc au chevet du malade; faites-moi voir, toucher l'*infaillibilité* de votre homœopathie, et alors je pourrai croire; mais que si les doses homœopathiques sont souvent inertes, ne venez pas me répondre, c'est que ni vous ni moi n'avons eu le talent de discerner les véritables symptômes et trouver les analogues dans les médicamens : je vous arrêterais pour vous dire : Quoi! vous voulez proscrire une méthode parce qu'elle n'est pas toujours environnée de succès? Mais la vôtre est-elle plus certaine? Voulez-vous faire encore de la médecine une science plus obscure, moins positive qu'elle ne l'est déjà? Vous vous plaignez de ce que nous marchons dans les ténèbres, ayant à peine quelques lueurs pour nous guider, et vous vous efforcez d'éteindre ces flambeaux vacillans pour nous laisser dans une obscurité plus complète.

Refuser d'admettre les vérités nouvelles comme nier les anciennes, est le fait d'un esprit borné ou passionné. Toutes les vérités sont sœurs, et il n'en est pas d'elles comme des perles d'un collier dont les plus belles sont réservées pour le devant et les moins précieuses pour le derrière du cou.

Tout médecin systématique doit inspirer peu de confiance; la passion est mauvaise conseillère de la médecine.

Le praticien qui a à sa disposition le plus vaste cercle de connaissances et de méthodes expérimentales, et qui, doué de sang-froid, sait choisir, avec le plus de précision, le remède qui convient le mieux, suivant la nature de la maladie qu'il a à traiter, celui-là sera le plus habile, et partant le plus heureux dans ses cures.

Le plus grand éloge que les homœopathistes puissent faire de l'allopathie, c'est de l'accuser de recourir à une *multiplicité de remèdes*, et d'employer tantôt les *spécifiques*, tantôt les *dérivatifs*, tantôt les *antipathiques*, tantôt les *antagonistiques*, les *contre-stimulans*, les *altérans*, etc. Telle doit être la marche de la véritable allopathie ou plutôt de la médecine rationelle; car la nature n'est uniforme ni dans ses moyens, ni dans ses déviations, et c'est le guide qu'il faut suivre : il est le seul qui ne trompe pas.

Les homœopathistes mettent autant de mauvaise foi et d'impudence dans leur propre panégyrique, que dans leurs attaques contre l'allopathie; mais, encore une fois, la science n'est pas plus solidaire des fautes qui sont commises avec l'autorité d'un diplôme, que la religion des crimes commis en soutane et en rochet. Toutes les injures, toutes les invectives vomies par Hahnemann contre la médecine *allopathique*, en s'appuyant avec fureur sur de grossières ordonnances formulées dans quelques villages par d'ignorans Esculapes, sont de bien pauvres argumens contre la médecine rationelle.

Que dirait Hahnemann si mon frotteur se mettait en l'idée de devenir homœopathiste et de formuler des doses homœopathiques, et si je ne prenais d'autres armes pour combattre l'homœopathie que les bévues commises par cet homœopathiste improvisé, en disant : *ab uno disce omnes*.

Vous criez bien haut, et vous faites grand tapage de vos cures merveilleuses; par Dieu, le bateleur en foire fait d'autant plus de dupes, que ses trombones et sa grosse caisse font plus de vacarme, et qu'il est doué d'une voix plus stentorienne pour annoncer les cures immanquables de son baume miraculeux.

Vous dites : Nous guérissons tous les jours des maladies qui depuis long-temps étaient traitées sans succès par des allopathistes. Il s'agit de savoir seulement de quelle manière elles étaient traitées ; et si elles étaient traitées par des ignorans, quel mérite avez-vous à les guérir ? Toute la maladie était le mauvais médecin ; la cause cessant, l'effet cesse tout naturellement : il n'y a rien là dont l'homœopathie puisse se glorifier.

Arrivez à une expérimentation consciencieuse, faisons une clinique suivie, prenons pour juges des gens éclairés et de bonne foi, et chacun sera jugé d'après son mérite, et alors je reconnaîtrai volontiers avec vous, que *dans certains cas l'homœopathie est la seule manière d'opérer la guérison, qu'il en est d'autres où la guérison pourra être le fruit, indifféremment, de l'homœopathie ou de l'allopathie*. Mais là aussi, je vous prouverai que, *dans des cas très-nombreux, l'homœopathie est impuissante, et par cela même, dangereuse*, puisque son inertie laisse au mal le temps de se développer et de faire des ravages irréparables *là où un traitement allopathique aurait obtenu un résultat aussi prompt que certain.*

Alors peut-être serez-vous obligés de convenir que *l'homœopathie peut bien être un moyen puissant, une branche utile de la médecine, mais qu'elle n'est et qu'elle ne sera jamais une méthode universelle et exclusive; que l'allopathie est un moyen plus général, plus actif que l'homœopathie, et que si un mauvais allopathiste fait plus de mal qu'un mauvais homœopathiste, c'est que l'arme dont il se sert a plus de poids et plus de portée.*

Le véritable médecin ne se met à la suite d'aucune méthode, d'aucun système, il sait puiser dans tous; il les fait concourir également au noble but qu'il se propose; son œil plane avec rapidité sur le cercle immense de la science, et il sait y trouver les moyens curatifs dont il a besoin, et c'est là un de ces secrets qui ne s'apprennent ni dans les livres, ni dans les facultés, ni dans les hôpitaux; c'est un sens artistique qui fait les grands poètes, les grands capitaines, les grands peintres, les grands sculpteurs.

FIN.

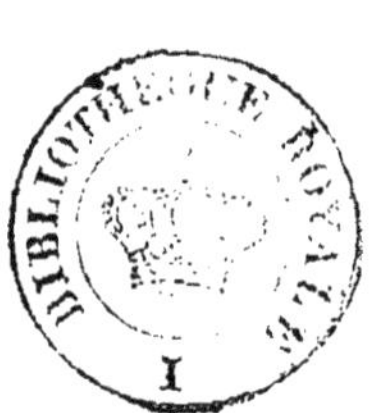

TABLE

DES MATIÈRES.

www.ingramcontent.com/pod-product-compliance
Ingram Content Group UK Ltd.
Pitfield, Milton Keynes, MK11 3LW, UK
UKHW020132220726
13923UKWH00001B/125